Professor Dr. med. Hans Meffert
Schuppenflechte

Professor Dr. med. Hans Meffert

Schuppenflechte

Verlag Gesundheit
MEDICUS

Zum Themenbereich Hautpflege und Hauterkrankungen sind bereits erschienen:
Hans Meffert, Akne ISBN 3-548-27817-5
René Koch, Camouflage: Make-up für die Seele ISBN 3-333-01001-1

Die Deutsche Bibliothek – CIP-Einheitsaufnahme

Meffert, Hans:
Schuppenflechte / Hans Meffert. – Berlin : Verl. Gesundheit, 1999
(Medicus)
ISBN 3-333-01039-9

Umschlaggestaltung: Costanza Puglisi, Klaus Meyer
Umschlagfoto: ZEFA
Satz: Utesch GmbH, Hamburg
Druck und Verarbeitung: Kösel GmbH, Kempten

Printed in Germany 1999

ISBN 3-333-01039-9

Gedruckt auf alterungsbeständigem Papier
mit chlorfrei gebleichtem Zellstoff

Inhaltsverzeichnis

Einleitung

Die Schuppenflechte (Psoriasis) ist eine weitverbreitete Krankheit, von der mehr als zwei Prozent der Bevölkerung befallen sind. Das entspricht in Deutschland der Einwohnerzahl des Landes Brandenburg. Trotz dieser unglaublich großen Zahl von Psoriasiskranken ist der Öffentlichkeit kaum etwas über das Leiden bekannt. Das liegt daran, daß Sonnenschein heilsam auf die Schuppenflechte einwirkt und deshalb die üblicherweise unbedeckte Haut kaum von Psoriasis befallen wird.

Auftreten und Verbreitung der Schuppenflechte

Die Schuppenflechte tritt meist im frühen Erwachsenenalter in Erscheinung. Oft sind die ersten Anzeichen an der Haut unscheinbar. Es vergeht einige Zeit, bis die richtige Diagnose gestellt werden kann. Die Diagnose Psoriasis trifft dann den Erkrankten wie ein Blitz aus heiterem Himmel. Er wird sich der Hartnäckigkeit des unerwarteten Leidens bewußt und sucht Antwort auf drängende Fragen: Was ist Psoriasis? Warum habe gerade ich diese Krankheit bekommen? Ist sie erblich oder ansteckend? Wird sie verschwinden oder schlimmer werden? Wie soll ich mich jetzt in Beruf und Freizeit verhalten? Welche Behandlungsmöglichkeiten gibt es? Erfreulicherweise hat unverdrossene Forschung in den letzten Jahren zu greifbaren Erfolgen geführt. Weltweit gilt die Psoriasisforschung als vordringliche Aufgabe der experimentellen Dermatologie.

Erkenntnisse über Entstehung, Verhütung und Bekämpfung der Krankheit wurden gewonnen und zügig in die Praxis umgesetzt. Die neuen Behandlungsmethoden haben die Lebensqualität der Kranken enorm verbessert. Sie sind wirksam, kosmetisch akzeptabel und ambulant durchführbar. Trotzdem ist die Schuppenflechte bislang nicht heilbar. Man kann die krankhaften Erscheinungen an Haut und Gelenken effektiv unterdrücken, in bestimmten Fällen auch einem Ausbruch vorbeugen. Nach

Mit der Schuppenflechte leben

wie vor ist Psoriasis aber eine langwierige, oft lebenslang bestehende Krankheit, die vom Betroffenen angepaßtes Verhalten, Kenntnisse und Fertigkeiten in der Behandlung erfordert. Man stirbt nicht an Psoriasis, man muß und kann es lernen, mit ihr zu leben. Weil die modernen Behandlungsverfahren den aufgeklärten, kooperativen Patienten erfordern, wurde dieses Buch in erster Linie für die Kranken geschrieben. Darüber hinaus soll es bei den Angehörigen, Freunden, Arbeitskollegen und Vorgesetzten um Verständnis werben.

Geschichtliches

Die Schuppenflechte Psoriasis ist keineswegs eine Krankheit der Neuzeit. Möglicherweise ist sie aber in neuerer Zeit häufiger geworden. Aus der alten indischen und chinesischen Medizin sind Aufzeichnungen überliefert, die recht gut auf die Schuppenflechte zutreffen. Auch in der hippokratischen Schriftensammlung (5.–4. Jh. v. Chr.) finden sich Krankheitsbeschreibungen, in denen man Erscheinungsformen dieser Erkrankung erkennen kann. So werden beginnende Rötung, Schuppenbildung, gelegentliches Aufschießen von Pusteln, späteres Verblassen der Rötung und schließlich die Depigmentierung nach Rückbildung des Schuppenflechteherdes beschrieben.

Damals war es nicht möglich, die unterschiedlichen Verlaufsformen der Schuppenflechte einem einheitlichen Krankheitsprozeß zuzuordnen. Weitaus tragischer ist es jedoch, daß die für die Umgebung völlig harmlose Krankheit mit anderen Krankheiten verwechselt wurde, auch mit der ansteckenden, früher unheilbaren Lepra (Aussatz). Die Bezeichnung »Aussatz« rührt daher, daß man die Leprakranken aussetzte, d. h. aus der Gesellschaft verstieß. In entlegenen Siedlungen sahen sie fortschreitendem Siechtum entgegen. So mancher Psoriasiskranke mag damals gezwungen worden sein, das Schicksal der Aussätzigen zu teilen. Das geht schon aus dem Alten Testament hervor, das seinerzeit ein Sittenkodex und eine Anleitung zum Handeln war. Dort werden die Verhaltensregeln gegenüber Lepra – und gegenüber den Hautkrankheiten, die man für Lepra hielt – folgendermaßen formuliert: »Wird aber an der Glatze, oder da er kahl ist, ein weißes oder rötliches Mal, so ist ihm Aussatz an der Glatze oder am Kahlkopf aufgegangen. Darum soll ihn der Priester besehen. Und wenn er findet, daß ein weißes oder rötliches Mal aufgelaufen an seiner Glatze oder am Kahlkopf, daß es sie-

Lepra (Aussatz)

het, wie sonst der Aussatz an der Haut. So ist er aussätzig und unrein; und der Priester soll ihn unrein sprechen solchen Mals halben auf seinem Haupt. Wer nun aussätzig ist, des Kleider sollen zerrissen sein und das Haupt bloß und die Lippen verhüllet, und soll rufen: Unrein, unrein! Und solange das Mal an ihm ist, soll er unrein sein, allein wohnen, und seine Wohnung soll außerhalb dem Lager sein.« (3. Moses 13, 42–46) Während des Mittelalters erreichte die Verbreitung der Lepra in Europa ihren Höhepunkt. Wer zum Leprakranken abgestempelt worden war, mußte besondere Kleidung tragen und zur Warnung der Gesunden stets eine Glocke oder Klapper mit sich führen. Er durfte Gesunde nicht berühren, in ihrer Gegenwart nicht essen und bestenfalls flüstern. Nach einer kirchlichen Trauerfeier wurde er offiziell für tot erklärt und aus der Gemeinschaft ausgestoßen.

Das Wesen der Schuppenflechte als eigenständige Hautkrankheit wurde erstmals von dem Londoner Arzt R. Willan (1757–1812) erkannt, der in seinem Werk *Descriptio and Treatment of Cutaneous Diseases,* London 1798–1807, zwei Verlaufsformen unterschied, in deren Benennungen das unheilvolle Wort »Lepra« noch immer nicht überwunden war. Die einzeln auftretenden, scheibenförmigen Herde bezeichnete er als »Lepra Graecorum«, den zusammenfließenden Befall größerer Hautbezirke als »Psora leprosa«. Vor allem F. v. Hebra (1816–1880) ist es in der Folgezeit zu verdanken, daß seit der zweiten Hälfte des 19. Jahrhunderts eine einheitliche Definition der Psoriasis besteht.

Therapie vor 1000 Jahren

Im Laufe der Jahrtausende wurden die unterschiedlichsten Mittel zur Behandlung dieser Krankheit angewandt. Stets blühten Scharlatanerie und Suggestivtherapie, aber auch sorgfältige Beobachtung und unermüdliche Pflege. Viele heute als wirksam anerkannte Behandlungsverfahren sind Jahrtausende alt, viele gerieten über Jahrtausende in Vergessenheit. Im alten Indien und China wurden bereits Teer, Schwefel und Goapulver (enthält einen dithranolartigen Stoff) verwendet. Die alten Ägypter benutzten Salben aus Öl und frischen Samen, aber auch Mixturen aus Zwiebeln, Seesalz und Urin (enthält Harnstoff) oder Einreibungen mit Katzen- und Hundekot.

Der wichtigste Wirkstoff für die äußerliche Psoriasisbehandlung ist nach wie vor Dithranol (siehe Kapitel »Wirkstoffe in Salben«, S. 59). Dithranol unterscheidet sich chemisch nur unwesentlich vom reinen Wirkstoff des bereits erwähnten Goapulvers. Im vergangenen Jahrhundert erfreute sich das Goapulver in Südostasien großer Beliebtheit als Wurmmittel. Ein Psoriasiskranker berichtete dem englischen Arzt B. Squire, daß er aus eigenem Antrieb und mit bestem Erfolg Goapulver in die kranke Haut verrieben habe, worauf dieser der Sache nachging und in einem 1876 gedruckten Buch die äußerliche Anwendung von Goapulver empfahl. Damit legte er den Grundstein für eines der besten Behandlungsverfahren. Leider schwankte der Wirkstoffgehalt im Goapulver erheblich. Die Behandlung läßt sich jetzt viel besser steuern, nachdem P. G. Unna und H. Galewsky 1916 in Berlin das künstlich hergestellte Dithranol eingeführt hatten. In den letzten Jahren konnte die Dithranolbehandlung durch Entwicklung der Kurzkontakttherapie nochmals wesentlich verbessert werden (siehe Kapitel »Dithranolkurzzeittherapie«, S. 65).

Sonnenbad im Altertum

Auch die günstige Wirkung der Sonnenstrahlung ist seit Jahrtausenden bekannt. Bereits auf Schrifttafeln aus der Zeit des babylonischen Königs Hammurapi (1728–1686 vor Chr.) werden Vorschriften für das Sonnenbaden gegeben. Auch diese Kenntnisse gerieten im Mittelalter in Vergessenheit. In Deutschland wurde nach Bemühungen des Auricher Landphysikus v. Halem 1797 auf der Insel Norderney das erste Nordseeheilbad gegründet. In der Schweiz propagierte A. Rikli wieder das Baden in der Atmosphäre: »... am höchsten aber steht das Licht.« Nachdem der »verrückte Physikprofessor« J. W. Ritter 1804 in Jena die ultraviolette Strahlung im Sonnenlicht entdeckt hatte, wurden Geräte zur künstlichen Erzeugung von Ultraviolettstrahlung entwickelt. Erst in den letzten Jahren konnte beharrliche Forschung diejenigen Wellenlängenbereiche im Ultraviolett ermitteln, die bei der Behandlung der Schuppenflechte besonders gut wirken. Da man jetzt auch die für unerwünschte Nebenwirkungen verantwortlichen Wellenlängenbereiche kennt und neuartige Strahlenquellen entwickelt wurden, konnten Wirksamkeit und

Sicherheit der Ultraviolett-Therapie seit den siebziger Jahren erheblich verbessert werden (siehe Kapitel »Phototherapie«, S. 73).

PUVA-Therapie vor 5000 Jahren

Etwa zur gleichen Zeit wurde die sogenannte PUVA-Therapie eingeführt (siehe Kapitel »Photochemotherapie«, S. 86). Erstaunlicherweise gibt es auch für dieses moderne Verfahren antike Vorbilder. Vor 5000 Jahren behandelte man in Ägypten die Weißfleckenkrankheit (Vitiligo) durch Einreiben mit lichtaktiven Pflanzen und nachfolgender Sonnenbestrahlung. Gleiches wird aus dem alten China und Indien berichtet. Im 13. Jahrhundert beschrieb der arabische Arzt Ibn al Baitar die Herstellung von lichtsensibilisierenden Extrakten aus der im Niltal wachsenden Pflanze Ammi majus Linn. In dieser Pflanze ist das heute zur PUVA-Therapie benutzte 8-Methoxypsoralen enthalten. Die chemische Synthese von 8-Methoxypsoralen gelang E. M. Späth und M. Peiler 1936. Der Nachweis lichtsensibilisierender Eigenschaften an der Haut wurde 1940 von dem Wiener Dermatologen H. Kuske erbracht. Es vergingen dann aber noch mehr als 30 Jahre, bis sich die PUVA-Therapie in ihrer heutigen Form durchsetzen konnte.

Das Krankheitsbild

Keine Angst vor Fachausdrücken

Wenden wir uns jetzt der Beschreibung des Krankheitsbildes der Schuppenflechte zu. Hierbei ist die Verwendung von Fachausdrücken nicht immer zu vermeiden. Lassen Sie sich nicht verunsichern, wenn die Ausführungen gelegentlich zu »medizinisch« werden. Das »Fachchinesisch« der Ärzte, das heutzutage aus einem griechisch-lateinisch-englischen Gemisch besteht, ist besser als sein Ruf. Keineswegs wurde es erfunden, um Sprachpfleger zu ärgern oder Kranken Verständnis und Diskussion zu erschweren. Die zugegebenermaßen oft unförmigen fremdsprachigen Fachausdrücke sind international verständlich, und – was wichtiger ist – sie sind eindeutig. Sie würden durch Übersetzung in unsere eigene Sprache an Eindeutigkeit verlieren. Kurioserweise liegt das allein daran, daß wir unsere Sprache besser kennen als die anderen. Ein fremdsprachiger Fachausdruck hat für uns nur eine einzige, wohldefinierte Bedeutung. Deshalb: Keine Angst vor Fachausdrücken! Sie werden trotzdem alles verstehen. Um das Verständnis zu erleichtern, enthält das Buch ein Verzeichnis mit Erklärungen der verwendeten medizinischen Fachausdrücke (siehe S. 119).

Zwei Arten der Schuppenflechte

Im Grunde genommen kann man das Krankheitsbild sehr einfach beschreiben. Es gibt nämlich nur zwei Haupttypen. Zum einen die häufig vorkommende **gewöhnliche Schuppenflechte** (Psoriasis vulgaris), zum anderen die Gruppe der **seltenen Sonderformen.** Wenn Sie – wie 95 Prozent aller Erkrankten – an gewöhnlicher Schuppenflechte leiden, so sollten Sie das sich anschließende Kapitel »Die gewöhnliche Schuppenflechte« lesen und sich die Lektüre des Kapitels »Sonderformen der Schuppenflechte« ersparen.

Die Vielgesichtigkeit der Krankheit kommt dadurch zustande, daß die zwei Haupttypen in unterschiedlichen Erscheinungsbildern und Verlaufsformen auftreten können. Das Aussehen der befallenen Haut (der »Einzelherde«) gab der Erkrankung den Namen Schuppenflechte. Der Einzelherd ist charakterisiert durch eine Entzündung der Haut, genauer der oberen Lederhaut, und durch eine überstürzte und deshalb fehlerhafte Erneuerung und Verhornung der Oberhautzellen. Sichtbare Zeichen des Krankheitsprozesses sind scharf begrenzte, etwas erhabene und gerötete Flecken der Haut (Zeichen der Entzündung), die mit trockenen silbrig-weißen, glimmerartigen Schuppen bedeckt sind (Zeichen der Verhornungsstörung). Diese Herde dehnen sich über ihre Ränder aus. Da die entzündlichen Veränderungen der abnormen Schuppenbildung zeitlich vorangehen, spricht ein hellroter Saum um den Psoriasisherd für die akute Phase der Erkrankung. Je nach dem Aktivitätsgrad unterscheidet man zwei Verlaufsformen der gewöhnlichen Schuppenflechte (Psoriasis vulgaris).

Entzündung und Verhornungsstörung

Verlaufsformen der gewöhnlichen Schuppenflechte (Psoriasis vulgaris)

Die eruptiv-exanthematische Form

Zu ihr kann man etwa 17 % der Erkrankungen zählen. Häufig kommt es dabei über Nacht (»eruptiv«) zu kleinfleckigen, über den ganzen Körper wie ausgesät (»exanthematisch«) angeordneten Hauterscheinungen. Dieses Bild bietet die Psoriasis in der Regel während der Ersterkrankung oder nach Auslösung eines neuen Krankheitsschubes. Es überwiegt die entzündliche Note, d. h., die Herde sind stark gerötet, etwas erhaben und zeigen anfangs nur eine geringgradige Schuppung. Wenn noch keine Schuppenbildung eingesetzt hat, erinnert die Schuppenflechte in dieser Phase an ein allergisches Exanthem, z. B. bei Medikamentenüberempfindlichkeit.

Der Schub

Erstaunlicherweise können sich diese Hauterscheinungen auch ohne wirksame Behandlung, also spontan, innerhalb von

Wochen bis Monaten vollkommen zurückbilden. Später kann man der Haut nicht mehr ansehen, daß sie einmal psoriatisch verändert war.

Die chronisch-stationäre Form

Diese Form ist das andere Extrem des Verlaufs der gewöhnlichen Schuppenflechte. Es handelt sich um eine Variante, die oft mehr oder weniger unverändert über lange Zeit das gleiche Bild zeigt: vorwiegend an den Streckseiten der Arme und Beine und am Stamm lokalisierte Herde, die meist handtellergroß sind oder auch noch größere Bezirke einnehmen können. Bei diesen Einzelherden überwiegen die Zeichen der Verhornungsstörung, die Schuppung ist auffälliger als die Entzündung. Auch diese Variante, der sich ungefähr 75 % aller Erkrankten zuordnen lassen, kann – wenn auch sehr langsam – spontan abklingen. Viele Patienten geben eine jahreszeitliche Abhängigkeit ihrer Krankheit an, das heißt gehäuftes Auftreten im Frühjahr und Herbst und relative Erscheinungsfreiheit im Sommer. Zu erklären sind diese jahreszeitlichen Änderungen unter anderem durch die Einwirkung von Licht und Ultraviolettstrahlung während der Sommermonate bzw. die Provokation der Psoriasis durch Infekte der oberen Luftwege während der Übergangsmonate.

Langsame Spontanrückbildung

Bei der spontanen Rückbildung verschwinden zunächst die entzündlichen Erscheinungen. Der gerötete Saum verblaßt, der Herd flacht ab, besonders zentral. Erst zuletzt normalisiert sich auch die Verhornung, die übermäßige Schuppenbildung geht zurück. Die unkomplizierte Schuppenflechte hinterläßt keine Narben.

Es ist aber häufig, daß die Haut dann an den abgeheilten Stellen zeitweilig deutlich heller aussieht als die normale Haut. Die Ursache ist eine vorübergehende Hemmung der Hautpigmentierung. Diese helleren Stellen bezeichnen wir als *psoriatisches Leukoderm.* Noch häufiger ist der entgegengesetzte Fall: Als Folge der Therapie pigmentiert die umgebende, unbefallene Haut stärker als der Psoriasisherd. Dann spricht man von einem

Pseudoleukoderm. Festzuhalten bleibt aber, daß sich diese Farbunterschiede später wieder ausgleichen.

Lokalisation der Schuppenflechte

Die Schuppenflechte – besonders die chronisch-stationäre Form – befällt mit Vorliebe bestimmte Körperregionen (Tab. 1).

Es wird angenommen, daß die Bevorzugung der Streckseiten auf stärkere mechanische Beanspruchung zurückzuführen ist, die als provozierender Faktor standortbestimmend wirkt. Streckseiten, Kreuzbein und behaarter Kopf sind bei der gewöhnlichen Schuppenflechte bevorzugt befallen (Abb. 1). Erkranken auch Nabel und intertriginöse Bezirke, so spricht man vom Typus inversus (inversus latein. – entgegengesetzt), das heißt, nicht nur die Streckseiten, sondern auch »verkehrte Stellen«, die Beugen, sind befallen. Diese Form wird vorrangig bei übergewichtigen Menschen, die leicht schwitzen, und bei Diabetikern angetroffen. Bei diesem Personenkreis wirkt die oftmals in diesen Regionen bestehende Hautentzündung durch Sproßpilze lokalisierend bzw. provozierend für die Schuppenflechte.

Bevorzugte Stellen

Tabelle 1: Bevorzugt befallene Körperregionen
Streckseiten der Arme und Beine, besonders Knie und Ellenbogen
Kreuzbeingegend
Behaarter Kopf
Nabel
Intertriginöse Bereiche. Das sind Gebiete, in denen Haut auf Haut liegt, z. B. Leistengegend, Gesäßfalte, unterhalb der weiblichen Brust.

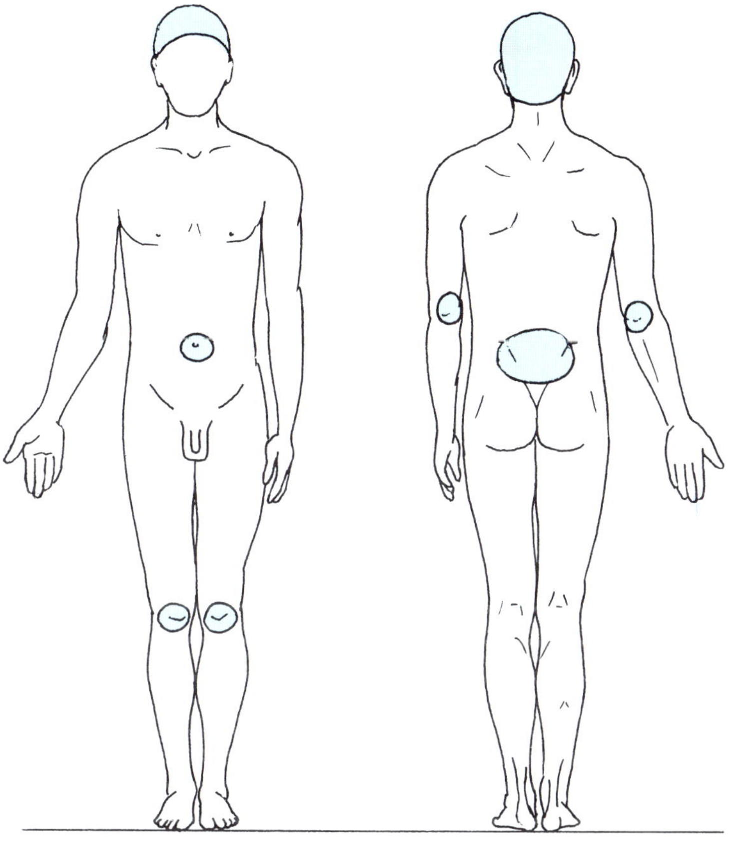

Abb. 1 Bevorzugt von gewöhnlicher Schuppenflechte befallene Körperstellen

Erscheinungsformen der gewöhnlichen Schuppenflechte

Nach Form und Anordnung der Krankheitsherde werden verschiedene klinische Formen unterschieden. Betont werden muß, daß es sich dabei immer nur um Varianten der gewöhnlichen Schuppenflechte handelt.

Follikelgebundene Schuppenflechte (Psoriasis follicularis)

Erscheinungsformen der Psoriasis

Diese Form ist gekennzeichnet durch etwa metallstecknadelkopfgroße Schuppenflechteherde, die sich an den Ausführungsgängen (Follikel) der Talgdrüsen gebildet haben. Da die Talgdrüsen gemeinsam mit den Haaren an der Hautoberfläche münden, werden diese kleinen Psoriasisherde von einem Haar durchbohrt. Diese Art kommt besonders an stärker behaarten Körperstellen vor, an den Beinen, den Armen, der männlichen Brust.

Punktförmige Schuppenflechte (Psoriasis punctata)

Die Herde sind bei dieser Variante etwas größer und haben ungefähr Glasstecknadelkopfgröße; sie zeigen keine Bindung an die Follikelöffnung der Talgdrüsen.

Tropfenförmige Psoriasis (Psoriasis guttata)

Sie unterscheidet sich von den beiden bisher besprochenen Formen nur in der Größe des Einzelherdes, der hier etwa erbsengroß ist.

Diese drei kleinfleckigen Varianten der Schuppenflechte sind Spielarten der eruptiv-exanthematischen Verlaufsform. Sie treten erfahrungsgemäß gehäuft nach fieberhaften Infekten oder Infektionskrankheiten ganz plötzlich auf und sind anfänglich oft von quälendem Juckreiz begleitet.

Münzgroße Psoriasis (Psoriasis nummularis)

Hier haben die Herde etwa Markstückgröße, bestehen relativ lange und leiten zur chronischen Verlaufsform über. Auch diese Herde können sich spontan zurückbilden. Da die Rückbildung meist zentral beginnt, entstehen dann Ringformen.

Ringförmige Psoriasis (Psoriasis anularis)

Beim Zusammenfließen mehrerer Ringe bilden sich girlandenförmige Bilder (Psoriasis gyrata). An den Berührungsstellen können sich die psoriatischen Erscheinungen sowohl verstärken als auch auslöschen. Daraus entstehen dann mannigfaltige Bilder.

Landkartenähnliche Psoriasis (Psoriasis geographica)

Dieses Krankheitsbild mit großflächigen Schuppenflechteherden, die in ihrer Form entfernt an Erdteile erinnern, bildet die Hauptform der chronisch-stationären Psoriasis. Die ausgedehnten Hauterscheinungen bestehen meist über längere Zeit und zeigen wenig Veränderung. Kennzeichnend ist eine relativ starke Schuppenbildung, die Herde sind derb und lassen sich kaum verschieben. Dadurch kommt es bei Befall der Beugen, Handteller oder Fußsohlen zu schmerzhaften Einrissen.

Psoriasis vulgaris cum pustulatione

Hierbei kann es durch bestimmte provozierende Faktoren, z. B. unzweckmäßige Behandlung, zeitweilig zum Aufschießen von Pusteln in bisher gewöhnlichen Psoriasisherden kommen. Die Pustelbildung versiegt, wenn die provozierenden Faktoren nicht mehr wirksam sind.

Sonderformen der Schuppenflechte

Sonderformen

Diese Sonderformen (5 %) sind seltene und meist schwer verlaufende Varianten derselben Erkrankung. Das heißt, jede gewöhnliche Psoriasis kann sich in eine dieser Sonderformen umwandeln.

Psoriatische Erythrodermie

Diese Maximalvariante der Schuppenflechte kommt in etwa ein bis zwei Prozent der Fälle vor. Die gesamte Haut ist von Kopf bis Fuß befallen. Wie der Name besagt, überwiegen die entzündlichen Vorgänge, gekennzeichnet durch die Rötung (Erythrodermie = Rothäutigkeit) und den verstärkten Austritt von Blutflüssigkeit ins Gewebe, wodurch die Haut verdickt ist, sich nicht in Falten abheben läßt und besonders in Gelenknähe grobe Falten mit schmerzhaften Einrissen zeigt. Die Schuppenbildung tritt zurück, es bilden sich mehr feine, dünne und großflächige, blätterteigähnliche Schuppen. Häufig kommt es zu einer Beeinträchtigung des Allgemeinbefindens, der Erkrankte ist sehr kälteempfindlich. Eine psoriatische Erythrodermie kann sich aus einer gewöhnlichen Schuppenflechte durch unaufhaltsame Vergrößerung der Einzelherde entwickeln. Begünstigend wirken dabei akut aufflammende chronisch-entzündliche Erkrankungen der Atemwege, des Urogenital- oder des Verdauungssystems. Bekannt sind Erythrodermien nach übertriebenen Sonnen- oder Höhensonnenbestrahlungen und auch nach starker Reizung der Haut durch ungeeignete oder fehlerhafte Anwendung von Salben. Dies ist möglich durch Anwendung zu starker Konzentrationen oder durch das Auftreten von Unverträglichkeitsreaktionen, z. B. nach Quecksilbersalben.

Die Behandlung der psoriatischen Erythrodermie erfordert viel Geduld und Fingerspitzengefühl, sie ist oft langwierig. Aber auch diese Form kann spontan abheilen, häufig erfolgt die Rückbildung über Erscheinungsformen der gewöhnlichen Schuppenflechte.

Psoriasis pustulosa

Schon bei der gewöhnlichen Psoriasis bilden sich in der befallenen Haut zahlreiche, verstreut liegende Zusammenballungen von abgestorbenen weißen Blutkörperchen. Diese winzigen Eiteransammlungen werden als Munrosche Mikroabszesse bezeichnet. Bei der Psoriasis pustulosa fließen unzählige Mikroabszesse zu Makroabszessen zusammen, die mit dem bloßen Auge als Pusteln zu erkennen sind. Diese Pusteln sind mit sterilem Eiter, d. h. mit weißen Blutkörperchen, aber ohne Bakterien, gefüllt.

Eiteransammlung in der Haut

Die Psoriasis pustulosa ist also gekennzeichnet durch das Auftreten von kleinen, etwa stecknadelkopfgroßen Pusteln auf geröteter oder auch unveränderter Haut. Diese Einzelpusteln können weiter zu größeren Eiterseen zusammenfließen. Die feinen Blasendecken werden schnell zerstört, und es entstehen Schuppenkrusten und feine, bogig angeordnete Schuppensäume. Im allgemeinen tritt die Schuppenbildung in der akuten Phase hinter der Pustelbildung zurück. Auch die Schleimhäute, wie z. B. die von Mund und Genitale, können davon betroffen sein. Je nach der Ausdehnung der pustulösen Hauterscheinungen werden zwei Formen unterschieden.

Typ Königsbeck-Barber der Psoriasis pustulosa

Bei dieser Variante beschränken sich die pustulösen Hauterscheinungen auf Handteller und Fußsohlen. Gleichzeitig können am Körper typische Herde der gewöhnlichen Schuppenflechte bestehen. Bedingt durch die stärkere Verhornung der Hand- und Fußflächen, sind die Pusteln stabiler und können unter der Hornhaut zu größeren Eiterseen zusammenfließen.

Die Erkrankten klagen besonders über Spannen der Haut, und bei jeder heftigeren Bewegung kommt es zu schmerzhaften Einrissen. Deshalb wird oftmals eine Schonhaltung eingenommen. Relativ häufig tritt gleichzeitiger Befall der Finger- und Fußnägel auf. Diese Form der Schuppenflechte ist oft durch besondere Hartnäckigkeit und Neigung zu Rückfällen gekennzeichnet.

Typ v. Zumbusch der Psoriasis pustulosa

Er ist charakterisiert durch eine Pustelaussaat über die gesamte Haut. Der Allgemeinzustand ist oft schwer beeinträchtigt, es kommt zu Fieber und Schüttelfrost. Bei Mitbeteiligung der

Mundschleimhaut ist die Nahrungsaufnahme erschwert. Diese Sonderform der Schuppenflechte erfordert in der Regel Krankenhausbehandlung.

Psoriasis arthropathica

Entzündung der Gelenke

Im Jahre 1822 beobachtete der französische Arzt J. L. Alibert, daß bei Psoriasiskranken zusätzlich zu der Hauterkrankung auch hartnäckige Gelenkentzündungen auftreten können. Diese krankhaften Gelenkprozesse kommen bei etwa fünf Prozent der Kranken vor und treten meistens Jahre nach den ersten Hauterscheinungen auf. Die Beschwerden bei der Psoriasis arthropathica ähneln denen des Gelenkrheumatismus (primär chronische Polyarthritis) oder – bei Befall der Wirbelgelenke – denen der Bechterewschen Krankheit. Anhand der Symptomatik, röntgenologischer und serologischer Untersuchungen ist eine Abgrenzung möglich. Diese Abgrenzung ist aus therapeutischen Gründen sehr wichtig.

Typisch ist der Befall der kleinen Gelenke, besonders der Finger- und Zehenendgelenke. Häufig (20–50 %) sind auch röntgenologisch Veränderungen an den Gelenkflächen zwischen Darmbein und Steißbein (Ileosakralgelenke) festzustellen. Diese Veränderungen können jahrelang beschwerdefrei bestehen. Typisch für die Gelenkveränderungen durch die Schuppenflechte ist der akute Ausbruch der Schmerzen, die Einseitigkeit des Befalls sowie der Umstand, daß meist nur wenige Gelenke betroffen sind. Die Gelenkerkrankung macht sich im allgemeinen etwa zehn Jahre nach dem ersten Auftreten der Hauterscheinungen bemerkbar, das bedeutet, meist nach dem

Kreuzschmerzen

40. Lebensjahr. Beim Befall der Wirbelsäule kommt es zu Entzündungen an den Zwischenwirbelgelenken und zu Knochenspangenbildungen zwischen den Wirbeln, die zu einer allmählichen Versteifung einzelner Wirbelsäulenabschnitte führen können. An dieser Form der Psoriasis arthropathica erkranken vorwiegend Männer vom dritten Lebensjahrzehnt an.

Nagel- und Haarveränderungen

Schon mehrfach wurde bei der Beschreibung einzelner Formen der Schuppenflechte auf Nagelveränderungen hingewiesen. Die Psoriasis ist vor allem eine Erkrankung der Ober- und Lederhaut. Deshalb ist es nicht verwunderlich, wenn entwicklungsgeschichtlich von diesen Hautschichten abstammende Gebilde wie Nagel, Nagelbett und -wall mit erkranken.

Tüpfelnägel

Veränderungen an Fingernägeln

Tüpfelnägel kommen nicht nur bei Schuppenflechte vor. Sie können – meist in geringer Anzahl – bei Gesunden oder auch als Ausdruck anderer Hauterkrankungen auftreten. Als Tüpfel werden kleine punktförmige Einsenkungen der Nagelplatte verstanden. Beim Vorliegen vieler Tüpfel erinnert die Oberfläche des Nagels an einen Fingerhut. Verursacht werden die Eindellungen durch das Übergreifen des Krankheitsprozesses auf die Nagelmatrix, das ist das Wachstumszentrum des Nagels. Auch in der Nagelmatrix kommt es zum Auftreten von Munroschen Mikroabszessen. Diese Mikroabszesse mit ihrer Ansammlung von weißen Blutkörperchen werden in die Nagelbildung eingeschlossen und wachsen mit dem Nagel. Nach Auflösung der Leukozyten kommt es an der Stelle der Munroschen Abszesse zu Einsenkungen. Tüpfelnägel können ein Hinweis auf den bevorstehenden erstmaligen Ausbruch einer Schuppenflechte sein.

Psoriatischer Ölfleck

Der sogenannte Ölfleck ist ein sicheres Zeichen für Schuppenflechte. Er kommt dadurch zustande, daß sich auch das Nagelbett psoriatisch verändert, das heißt, unter dem Nagel liegt ein kleiner Psoriasisherd, der nur entzündliche Veränderungen (Rotfärbung) zeigt und noch keine Schuppenbildung. Dieser rote Fleck sieht durch die darüberliegende Nagelplatte leicht bräunlich aus und erinnerte unsere Vorfahren an einen Ölfleck, wie er beim Verkleckern von Lampenöl auf der Tischdecke entstand.

Bedeckt sich dieser unter dem Nagel liegende Herd mit Schuppen, so kommt es zu einer langsamen Abhebung der Nagelplatte. Unter dem Nagel läßt sich eine gelb-graue, bröcklige Masse entfernen. Eine lange bestehende Nagelpsoriasis kann zur Verkrüppelung des Nagels führen. Diese Nagelveränderungen lösen bei dem Betroffenen häufig Angst vor einer Pilzinfektion aus.

Haarveränderungen

Haarausfall ist selten

Ebenso wie die Nägel sind auch die Haare an der psoriatischen Reaktion beteiligt. Bei den gewöhnlichen Formen der Schuppenflechte sind die Veränderungen unscheinbar. Das ist beim häufigen Befall der Kopfhaut (etwa bei 85 % der Erkrankten) mit der starken, oft asbestartigen und an einen Panzer erinnernden Schuppung verwunderlich. Die Haare wachsen im Psoriasisherd manchmal weniger dicht, sind feiner und brüchig. Unter dem Mikroskop zeigen diese kleine Abschilferungen, die den Schuppen auf der Haut entsprechen.

Stärker entzündliche Erscheinungen der Kopfhaut mit Beteiligung der Haarfollikel, wie z. B. bei der Erythrodermie und der Psoriasis pustulosa, können auch einen stärkeren Haarausfall verursachen; aber solange die Haarfollikel nicht zerstört werden, kommt es nach Abheilung der Hauterscheinungen wieder zu einem normalen Haarwachstum. Die gewöhnliche Schuppenflechte führt nicht zu Haarausfall.

Psychologische Gesichtspunkte

Die Haut besitzt einen ausgesprochenen Signalcharakter. Die Kosmetik nutzt diesen Effekt seit Jahrtausenden. Krankhafte Hautveränderungen werden negativ bewertet, auch von den Betroffenen selbst. Diese neigen dazu, sich zu isolieren, da sie fürchten, von der Gemeinschaft ausgeschlossen oder abgelehnt zu werden. Die Verhaltensweisen werden entscheidend von der jeweiligen Persönlichkeitsstruktur des Betroffenen und den Reaktionen des sozialen Umfeldes mitbestimmt. Glücklicherweise ist aber die Schuppenflechte sehr häufig mit günstigen psychischen Eigenschaften kombiniert. Psychologen fanden bei Psoriatikern häufiger Aufgeschlossenheit, Gelassenheit, Selbstsicherheit als bei Menschen mit anderen chronischen Erkrankungen. Die Extrovertiertheit, die bis hin zu exhibitionistischen, narzißtischen Tendenzen gehen kann, wurde als Überkompensation gedeutet.

Aufgeschlossen und selbstsicher

Patienten mit Schuppenflechte haben, wie viele andere Hautkranke, Schwierigkeiten in der Partnerwahl. Nicht jeder ist bereit, mit einem Menschen zu leben, der in seinem Aussehen, zumindest zeitweise, beeinträchtigt ist und der ständig eine aufwendige Hautpflege betreiben muß. Trotzdem ist die Psoriasis nur selten ein Ehehindernis.

Bei frühem Ausbruch der Schuppenflechte treten Einschränkungen in der Berufswahl auf. Dann ist eine gute, in Zusammenarbeit mit dem Hautarzt abgesicherte Berufswahl wichtig, um späteren Berufswechsel oder Minderqualifizierung zu vermeiden. Jede Betreuung von Psoriatikern muß auch diese Gesichtspunkte enthalten. Eine gute psychische Führung erleichtert dem Jugendlichen die Eingliederung in die soziale Gemeinschaft. In diesem Sinne ist der Begriff des »gelernten Psoriatikers« *(O. Braun-Falco)* zu verstehen. Der gelernte Psoriatiker kennt sich und seine Krankheit, kann mit ihr und deren Behandlung gut umgehen und betreibt aktiv seine berufliche und soziale Eingliederung.

Der »gelernte Psoriatiker«

»Der Kranke muß lernen, mit seiner Dermatose zu leben, wir, seine Mitmenschen und Ärzte, müssen es ihm ermöglichen, in der sozialen Gemeinschaft zu bleiben.« *(G. K. Steigleder)*

Großen Einfluß hat der behandelnde Arzt. Deshalb muß sich der Psoriasiskranke einen Arzt suchen, mit dem er auch persönlich harmoniert. Von Psychologen wird dem »unterschwellig psychisch stark beeinträchtigten« Psoriasiskranken in erster Linie Gruppentherapie empfohlen. Dem kommt die Einrichtung von Spezialsprechstunden und Psoriasis-Zentren sowie die Be-

Gruppentherapie

handlung auf Tages- bzw. Nachtstationen entgegen. Die Konzentration der Psoriasiskranken in Kliniken, Kureinrichtungen oder in der Sprechstunde ermöglicht den freimütigen Austausch mit anderen Leidensgefährten. Selbsthilfegruppen sind für den einzelnen Kranken von unmittelbarem Nutzen und vertreten die Interessen der Betroffenen nach außen. Mit »außen« ist auch die Gesundheitspolitik gemeint, denn zunehmend geraten chronisch Hautkranke ins gesundheitspolitische Abseits. Man sollte die vielfältigen Möglichkeiten und Angebote der Selbsthilfegruppen nutzen, dabei aber darauf achten, daß die Gemeinschaft der Erkrankten nicht einseitig bevorzugt wird und darunter der Kontakt zur übrigen Umwelt leidet. Es soll an dieser Stelle auch nicht verschwiegen werden, daß die Erkrankungswahrscheinlichkeit von Kindern erheblich erhöht ist, wenn beide Eltern an Schuppenflechte erkrankt sind (siehe Kapitel »Genetische Gesichtspunkte«, S. 35).

Schuppenflechte im Kindesalter

Auf Entzündungen achten

In der Regel bricht die Schuppenflechte erstmals im frühen Erwachsenenalter durch. Aber auch bei Kindern und sogar bei Säuglingen kommt sie gelegentlich schon vor. Mädchen sollen frühzeitiger und häufiger erkranken als Jungen. Auslöser sind meist wiederholte Anginen, bei denen besondere Bakterien (Streptokokken) die Entzündung der Rachenmandeln verursachen. Bei etwa der Hälfte dieser Kinder sind vermehrt Antikörper gegen Streptokokken im Blut nachweisbar. Deshalb sollten bei erblich belasteten Kindern Mandelentzündungen besonders sorgfältig behandelt werden. Die Entfernung sich immer wieder entzündender Mandeln kann erforderlich werden. Von der Erscheinungsform her überwiegt im Kindesalter die exanthematische Psoriasis. Anders als beim Erwachsenen ist oft auch das Gesicht befallen.

Bei Kindern im Windelalter war die Schuppenflechte bis vor kurzem extrem selten. Sehr häufig sind bei ihnen dagegen Ekzeme im Windelbereich.

Ein Ekzem ist eine Hautkrankheit, die ganz andere Ursachen als Psoriasis hat. Verwechslungen kommen aber vor.

Ekzem oder Schuppenflechte

Ekzeme im Windelbereich entstehen bei entsprechender Veranlagung der Kinder, hauptsächlich nach längerer Durchnässung und bei Wärmestau. Durch häufiges Wechseln der Windeln, milde äußerliche Behandlung und Verzicht auf dichte Windelhöschen bilden sich diese Ekzeme meist innerhalb von zwei bis drei Wochen völlig zurück.

Die alarmierende Nachricht, daß die Häufigkeit der Schuppenflechte im Windelbereich stark zugenommen habe, erreichte uns aus Ländern, in denen hochwirksame Kortikosteroide (siehe Kapitel »Äußerliche Behandlung«, S. 52) viel benutzt werden. Ekzem und Kortikosteroid werden als gemeinsamer Auslöser angeschuldigt. Der Entstehungsweg ist noch nicht ganz klar. Liegt es daran, daß die hautkranke Mutter während der Schwangerschaft hochwirksame Kortikosteroidpräparate großflächig benutzte? Oder hat sie das Ekzem ihres Säuglings eigenmächtig mit der nur ihr verschriebenen Salbe behandelt? Wie dem auch sei, die Schlußfolgerungen sind eindeutig: Vorsicht bei Kortikosteroidsalben in der Schwangerschaft, keine derartigen Salben zur Behandlung von Säuglingen und Kleinkindern!

Schuppenflechte und Schwangerschaft

Während der Schwangerschaft bessern sich die Hauterscheinungen meist. Selten tritt das Gegenteil ein. Gleichartige Auswirkungen sind übrigens auch von der »Pille« (hormonale Kontrazeption) bekannt. Innerliche Behandlung mit Kortikosteroiden ist – wann immer möglich – zu vermeiden. Zu den während der Schwangerschaft und der Stillperiode nicht empfohlenen Medikamenten gehören wegen Mangel ausreichender Erfahrungen am Menschen

- Etretinat (Tigason®),
- Acitretin (Neotigason® – bei der Behandlung mit diesen beiden Medikamenten muß bis zu zwei Jahre nach Therapie eine Empfängnis sicher verhütet werden),

- Methotrexat (MTX),
- Ciclosporin A (Sandimmun Optoral®),
- Photochemotherapie (PUVA),
- Kortisonsalben (in Ausnahmefällen erlaubt),
- Calcipotriol (Psorcutan®, Daivonex®) und andere Retinoide,
- Teer.

Während der Stillperiode soll kein antipsoriatisch wirksames Lokalpräparat im Bereich der Brustwarzen angewendet werden.

Nach dem gegenwärtigen Kenntnisstand unbedenklich ist die äußerliche Anwendung von

Äußerliche Behandlung unbedenklich

- Pflegesalben und -cremes,
- Farbstofflösungen (Brillantgrün, Pyoktanin, Solutio Castellani),
- Dithranolsalben und
- ultraviolettem Licht (UVB).

Im letzten Schwangerschaftsdrittel sollten Präparate, die Salizylsäure enthalten, vermieden werden, da diese über den Prostaglandinstoffwechsel eventuell eine Frühgeburt auslösen könnten. Die Salizylsäure kann durch Harnstoff- oder Schmierseifenbehandlung ersetzt werden. Systemische Kortikosteroide (z. B. Prednisolon-Tabletten) dürfen nur in Ausnahmefällen, kurzfristig und niedrig dosiert, verabreicht werden. Für die äußerliche Behandlung der Nagelpsoriasis sind keine Einschränkungen bekannt. UV-Bestrahlung kann im Gesicht der Schwangeren aber häßliche Pigmentflecke hinterlassen (Chloasma uterinum). Deshalb empfiehlt es sich, bei UV-Therapie das Gesicht nicht zu bestrahlen und den Aufenthalt in der Sonne nicht zu übertreiben. Das genetische Risiko wird im Kapitel »Erbgang« besprochen.

Was die Verbreitung der Schuppenflechte lehrt

Exakte Angaben über die Verbreitung der gewöhnlichen Schuppenflechte und ihrer Sonderformen sind zunächst für die Planung von Behandlungsstellen, von Kuren und von vorbeugenden Maßnahmen erforderlich. Außerdem kann man aus solchen Daten Erkenntnisse gewinnen über die Bedeutung der Umwelt (z. B. Klima, Wohnort, Beruf, Freizeitgewohnheiten), des Gesundheitszustandes (Zusammentreffen mit anderen Krankheiten, Eßgewohnheiten, Über- oder Unterernährung, Genußmittelgebrauch wie Tabak und Alkohol), des Alters, des Geschlechts und der Erblichkeit. An der Bedeutung der Erblichkeit bestehen keine Zweifel. Vererbt wird die Anlage zur Psoriasis. Aber nicht jeder Anlageträger muß auch erkranken. Für die Ausprägung der Krankheit sind zusätzlich auslösende Faktoren erforderlich. Nicht alle in Frage kommenden Auslöser sind bekannt. Oft bricht die Schuppenflechte im Verlauf einer mit Fieber einhergehenden Erkältung aus. Auch langwierige Entzündungen an inneren Organen (z. B. an Rachenmandeln, Nasennebenhöhlen, Blinddarm, Eierstöcken, Vorsteherdrüse) können das erstmalige Ausbrechen der Psoriasis provozieren und dann den Hautzustand immer wieder verschlechtern. Andere Auslöser sind chemischer, physikalischer oder biologischer Natur (z. B. bestimmte Medikamente, trockene Kälte, Strahlung, Druck, Hautinfektionen). Man ererbt sozusagen eine Bombe – der Zünder muß aus der Umwelt oder aus Vorgängen im eigenen Körper hinzukommen.

Gegenwärtig sind unsere Kenntnisse über die Verbreitung der Psoriasis streckenweise noch bruchstückhaft. Die Schuppenflechte ist weder ansteckend noch lebensbedrohend und deshalb auch nicht meldepflichtig. Zur Erforschung der Ursachen und Auslöser ist es erforderlich, in ausgewählten Gebieten möglichst alle Psoriasiskranken durch Hautärzte zu untersuchen und gründlich zu befragen. Zur Zeit werden solche Untersuchungen in einigen Städten durchgeführt. Jeder dort wohnende Psoriasiskranke sollte die damit verbundenen Mühen auf sich nehmen.

Weltweite Verbreitung

Ungleichmäßiges Auftreten

Vor Jahren untersuchte der Däne *G. Lomholt* die gesamte, damals 10 984 Personen zählende Einwohnerschaft der Färöer-Inseln. Er fand, daß 2,8 Prozent der Bevölkerung von der Schuppenflechte befallen waren. Die Auswertung von Reihenuntersuchungen, Krankenhausstatistiken und Befragungen ist oft schwierig und gewiß mit Fehlern behaftet. Die im Laufe der Jahre zusammengetragenen Daten lassen jedoch keinen Zweifel daran, daß die Psoriasis sehr ungleichmäßig über die Erde verteilt ist. Keinen einzigen Psoriasiskranken fand man unter den Ureinwohnern von Australien und Samoa. In China und in den westafrikanischen Staaten ist weniger als ein Prozent der Bevölkerung von der Schuppenflechte befallen. Dagegen liegen die Zahlen in Ost- und Nordafrika um zwei Prozent. Für Europa werden Zahlen zwischen 1,4 und 7,4 Prozent angegeben. Der Durchschnittswert für die ehemalige Sowjetunion beträgt zwei Prozent, mit einem Spitzenwert von 11,8 Prozent bei den im Norden wohnenden Kasachen.

Klimatische Einflüsse

Trockene Kälte ist ungünstig

Aus sorgfältigen Untersuchungen zu Verbreitung und Verhalten der Psoriasis wurden Erkenntnisse gewonnen, die für jeden einzelnen Kranken von ganz persönlicher Bedeutung sein können. So haben Jahreszeit und Wetterlage unmittelbaren Einfluß auf die Krankheit. Generell tritt bei Kälte und niedriger Luftfeuchte eine Verschlechterung der Krankheit ein, wogegen sie sich bei warmem Wetter bessert. Zusätzliches Sonnenbaden ist besonders wirksam, wenn es mit Schwimmen in Salz- oder Süßwasser kombiniert wird. Alleinige Wasseranwendung führt bei an Schuppenflechte Erkrankten nicht zur Besserung.

Ernährung

Schadet üppige Kost?

Oft wird behauptet, daß die Schuppenflechte in schlechten Zeiten viel seltener vorkam als in Zeiten mit wohlgefüllten Fleischtöpfen und steigendem Alkoholverbrauch. Es gibt auch Berichte über Besserung der Psoriasis durch Fasten oder Einnahme vegetarischer Kost. Demnach wäre Psoriasis unter anderem auch eine Wohlstandskrankheit. Leider reicht das vorliegende Zahlenmaterial für klare Aussagen nicht aus. Auch läßt es sich unschwer vorstellen, warum in schlechten Zeiten der Eindruck von einem Rückgang der Schuppenflechte entstehen konnte. Erste systematische Untersuchungen wurden in Indien durchgeführt. Der indische Subkontinent mit seinen besonderen gesellschaftlichen Bedingungen, Kasten, sozialen Problemen, vielfältigen Kostformen und klimatischen Bedingungen ist hierfür gut geeignet. Es gibt in Indien alle Übergänge von sehr hell- bis sehr dunkelhäutigen Bevölkerungsgruppen, von vegetarischer Mangelkost zu fleischreicher Nahrung, von Unter- zu Überernährung. Die Studie ergab, daß die Art der Ernährung keinen Einfluß auf die Häufigkeit der Schuppenflechte hatte.

In Japan nahm nach dem Zweiten Weltkrieg die Zahl der Arztbesuche wegen Schuppenflechte parallel zur Anzahl der geschlachteten Schweine zu. Ist demnach der Verzehr von Schweinefleisch schuld an der Schuppenflechte? Keineswegs. Nach Meinung der japanischen Ärzte zeigt das Ergebnis nur an, daß sich die Kranken erst wieder um ihre Psoriasis kümmerten, nachdem sie genug zu essen hatten.

Schlank werden nützt

Darf der Psoriasiskranke nach Belieben essen und trinken? Die Antwort lautet: »Im Prinzip ja, aber er sollte stets schlank sein und nichts tun, was seine Leber schädigt.« Es stimmt also nicht, daß der Arzt alles, was Spaß macht, verbietet. Immer wieder kommt es vor, daß sich die Schuppenflechte bei – wie auch immer bedingtem – Gewichtsverlust bessert. Es fehlen aber systematische Untersuchungen. Deshalb kann man nicht behaupten, daß dies kein zufälliges Zusammentreffen sei. Wenn Sie übergewichtig sind, sollten Sie auf jeden Fall etwas für Ihre schlanke Linie tun. Das wird Ihnen besonders beim Befall der großen Hautfalten (intertriginöse Gebiete) zugute kommen. Eine ausgeklügelte oder gar rabiate Diät ist nicht erforderlich. Dick wird man durch zuviel Kalorien, schlank durch diszipliniertes Essen.

Keine harten Getränke!

Noch ein Wort zum Alkohol. Bekanntlich belasten Alkohol und viele Medikamente (z. B. Schmerztabletten) die Leber. Die Zerstörung der Leber beginnt unbemerkt. Niemand kann vor dem Schaden wissen, wieviel Leberbelastung er sich leisten kann. Für den Psoriasiskranken besonders ungünstig ist der Umstand, daß auch einige Medikamente, die zur inneren Therapie der Schuppenflechte angewandt werden, leberbelastend sind. Da man nicht voraussagen kann, wie sich Ihre Krankheit entwickeln wird, sollten Sie mit Ihrer Leber so schonend wie irgend möglich umgehen. Genießen Sie Alkohol – wenn überhaupt – nur in Maßen, und meiden Sie harte Getränke.

Zeitweiliges Verschwinden

Eine rätselhafte Eigenart der Krankheit ist ihr zeitweiliges Verschwinden. In dieser Hinsicht ist die Psoriasis unberechenbar. Aus unerklärlichen Gründen und ohne jede Behandlung kann sie über größere Zeiträume wie von der Bildfläche verschwunden sein. Das bezeichnet man als Remission. Etwa die Hälfte der Kranken gibt Remissionen mit einer Dauer von 1 bis 54 Jahren an.

Genetische Gesichtspunkte

HLA-Antigene

In den letzten Jahren wurden die Forschungen über die Verbreitung der Schuppenflechte durch spezielle Blutuntersuchungen weiter verbessert. Auf der Oberfläche der weißen Blutkörperchen kann man Eigenschaften bestimmen, die von den Erbanlagen gesteuert werden. Dazu gehören die Strukturen, die als HLA-Antigene bezeichnet werden. Ähnlich wie bei den Blutgruppenmerkmalen findet man von Mensch zu Mensch unterschiedliche HLA-Eigenschaften. Manche von ihnen können die Ausprägung von Krankheiten beeinflussen. Diese lassen sich deshalb gehäuft bei Personen mit bestimmten Krankheiten, auch einigen, die auf Erbanlagen beruhen, finden. Bei einigen Verlaufsformen der Schuppenflechte wurden unterschiedliche Typen von HLA-Antigenen gefunden. Obwohl die Forschung auf diesem Gebiet noch nicht abgeschlossen ist, muß man deshalb den Verdacht äußern, daß es unterschiedliche innere, von Erbanlagen gesteuerte Ursachen der Psoriasis gibt. Ein solcher Umstand könnte unmittelbare Bedeutung hinsichtlich Verhütung und Bekämpfung der Psoriasis erlangen.

Ist »Psoriasis« ein Sammelbegriff?

Erste Erkenntnisse der klinisch-genetischen Forschung

Forscher an der Kieler Universitätshautklinik konnten nachweisen, daß ein Zusammenhang zwischen dem Erkrankungsalter, dem Krankheitsverlauf und anderen Eigenarten der Schuppenflechte besteht. So konnten sie einen »Typ I« von einen »Typ II« unterscheiden. Typ I erkrankt früher (vor dem 40. Lebensjahr); meist kommt es in einem Jahr zu mehreren Ausbrüchen der Psoriasis, und der Befall ist ausgedehnt. An Typ II erkrankt man später (nach dem 40. Lebensjahr), Nägel und Gelenke sind häufiger befallen. Die beiden Typen unterscheiden sich auch durch die jeweils charakteristische Verteilung der HLA-Antigene (siehe Kapitel »HLA-Antigene«, S. 35). Wegen der engen Beziehungen zwischen Erblichkeit und HLA-Antigenen nimmt es nicht wunder, daß auch Unterschiede im Erbrisiko bestehen. Bei Typ I ist das Erbrisiko stark erhöht. Es erkranken 14,5 Prozent der Kinder, bei Typ II dagegen 2,7 Prozent. Demnach entspricht das Risiko bei Typ II etwa dem der Gesamtbevölkerung. Noch gefährlicher als Typ I ist ein besonderes Muster der elterlichen HLA-Antigene – der sogenannte HLA-Supratyp –, bei dem mehr als 30 Prozent der Kinder erkranken.

Erbgang

Es ist zu hoffen, daß die Bestimmung der HLA-Antigene dabei helfen wird, den alten Streit um den Erbgang der Psoriasis zu beenden. Unter Erbgang versteht man den Weg, auf dem eine Erbanlage (in unserem Falle die für Psoriasis) von Generation zu Generation weitergegeben wird. Es sind mehrere Typen von Erbgängen bekannt. Beispielsweise wird die Erbanlage für die Bluterkrankheit über die Töchter von Blutern weitergegeben. Diese Töchter erkranken selbst nicht oder nur leicht. Sie sind gesund genug, um Kinder zu bekommen, unter denen nur die Knaben von schwerer Bluterkrankheit bedroht sind. Von anderen Krankheiten weiß man, daß sie nur dann zum Ausbruch kommen, wenn beide Elternteile die gleiche Erbanlage an ihr Kind weitergeben. Für die Schuppenflechte ist die Situation komplizierter, da mit Sicherheit mehrere, verschiedene Erbanlagen an ihrem Zustandekommen beteiligt sind (z. B. die für bestimmte HLA-Antigene). Ein solcher polygener Erbgang läßt sich wesentlich schwerer analysieren, zumal auch Umweltfaktoren zusätzlich zu berücksichtigen sind (multifaktoriell bedingte Krankheit). Bei einigen anderen Krankheiten, die auf nur einer Erbanlage beruhen, können Experten für Familienplanung aus dem Erbgang das Risiko für zu erwartende Kinder recht genau berechnen. Bei der Schuppenflechte können nur Näherungswerte angegeben werden. Sicher ist, daß Psoriasis in mindestens Dreiviertel aller Fälle familiär gehäuft auftritt. Analysiert man die Stammbäume solcher Familien, so findet man eine Verteilung der Psoriasiskranken, die keine Gesetzmäßigkeit erkennen läßt. Die Krankheit kann Generationen überspringen.

Erbanlagen

Da die Schuppenflechte außerdem noch eine weitverbreitete Krankheit ist, muß man damit rechnen, daß die gesuchte und gefundene genetische Veränderung auch aus einer anderen Psoriasisfamilie stammen kann. Es ist wichtig, bei solchen Untersuchungen immer den biologischen Vater zu erfassen. Jedenfalls haben es die Experten schwer. Fest steht, daß der Erbgang kompliziert ist. Die Krankheit kann sich nur ausprägen, wenn auslösende Faktoren zur Erblast hinzukommen.

Bekommt mein Kind Psoriasis?

Wie groß ist die Wahrscheinlichkeit, ein später an Schuppenflechte erkrankendes Kind zu bekommen?

Wachsendes Risiko

Diese Frage läßt sich mit den Ergebnissen aus umfangreichen Familienuntersuchungen beantworten. Haben weder Mutter noch Vater Schuppenflechte, dann beträgt für alle Kinder dieser Eltern die Wahrscheinlichkeit, an Schuppenflechte zu erkranken, zwei Prozent. Bei Erkrankung eines Elternteils steigt diese Wahrscheinlichkeit auf 8,1 Prozent. Ist ein Kind gesunder Eltern an Psoriasis erkrankt, dann steigt die Wahrscheinlichkeit für alle Geschwister auf 6,6 Prozent. Bei zusätzlicher Erkrankung eines Elternteils beträgt die Wahrscheinlichkeit 14 Prozent, bei Erkrankung beider Eltern 41 Prozent. Demnach ist das Risiko für zu erwartende Kinder besonders groß, wenn Vater und Mutter an Psoriasis leiden und schon ein krankes Kind haben. Neueste Erkenntnisse zu diesem Thema sind im Kapitel »Erste Ergebnisse der klinisch-genetischen Forschung« (siehe S. 35) dargestellt.

Untersuchungen zur Verbreitung der Psoriasis ergaben auch, daß etwa gleich viel Frauen wie Männer erkranken. Der erste Ausbruch kann in jedem Lebensabschnitt erfolgen. Eindeutig bevorzugt ist das frühe Erwachsenenalter.

Krankheitsentstehung

Aufbau und Funktion der Haut

Wußten Sie schon, daß Ihre Haut etwa 14 kg wiegt und eine Fläche von 1,7 m^2 bedeckt? Die Haut ist nicht nur unser größtes Organ, sondern auch eines der kompliziertesten. Als Grenze und Brücke zur Umwelt erfüllt sie vielfältige Aufgaben. Man kann sich die Haut aus zwei Schichten zusammengesetzt vorstellen: *Oberhaut* und *Lederhaut.* Die oben liegende Oberhaut (Epidermis) ist dünn (0,1 mm) und aus mehr als 20 verschiedenen Zellarten zusammengesetzt. Alle Epidermiszellen werden in der untersten Zellage, der Basalzellschicht, gebildet. Sie bewegen sich einzeln und langsam in Richtung Oberfläche und ändern dabei Form und Funktion gesetzmäßig. Diesen Vorgang bezeichnet man als Differenzierung. Nach 27 Tagen hat die Epidermiszelle die Körperoberfläche erreicht. Sie ist abgestorben, enthält keinen Zellkern mehr und geht in die schützende Hornhaut ein. Letztlich wird sie als Teil einer Schuppe abgestoßen.

Dünne Oberhaut

Unter der dünnen Epidermis liegt die derbe und elastische Lederhaut (Korium). Mit ihren Blutgefäßen und Nerven versorgt sie die Oberhaut. Zwischen den beiden Hautschichten, wie auch zwischen Haut und übrigem Organismus, läuft ständig eine Fülle von Austauschvorgängen ab. Die Lederhaut ist ausgezeichnet durchblutet. Innerhalb einer Viertelstunde passieren praktisch alle Blutkörperchen mindestens einmal die Lederhaut. Weiße Blutkörperchen können die Gefäße der Lederhaut verlassen und die Haut durchstreifen. Vor allem Lymphozyten halten sich besonders gern in der Haut auf, weshalb man die Haut auch als »sekundäres lymphatisches Organ« bezeichnet hat.

Bestens durchblutete Lederhaut

Aber erst in jüngster Zeit beginnt man, die Bedeutung der Haut als Immunorgan richtig zu verstehen. Hier erwarten spezialisierte Zellen unerwünschte Eindringlinge wie Bakterien oder Chemikalien. Abwehrzellen reifen in der Haut, und Epidermiszellen können immunregulierende Wirkstoffe produzieren.

Immunorgan Haut

Vorgänge in der Psoriasishaut

Die Schuppenflechte verändert das Bild der Haut in vielerlei Hinsicht. Schon mit bloßem Auge ist eine Verdickung der Oberhaut (Epidermis) zu erkennen. Die Verdickung ist Folge einer enormen Zunahme der Zahl der Epidermiszellen. Die Epidermiszellen sind angeschwollen und vermehrt von Gewebsflüssigkeit umgeben. Außerdem sind Lymphozyten in die Haut eingewandert. In der Lederhaut fließt das Blut mit erhöhter Geschwindigkeit durch die zudem noch erweiterten Gefäße. In den Wänden der kleinen Blutgefäße haben sich Lücken gebildet, durch die Blutflüssigkeit und Bluteiweiß austreten können. Im Gewebe der Lederhaut sammeln sich weiße Blutkörperchen (Leukozyten) an. Einige davon wandern in die Oberhaut, zerfallen dort und wandeln sich dabei in den sterilen Eiter der bereits erwähnten Munroschen Mikroabszesse um. Die mit bloßem Auge erkennbare Rötung der Haut ist Ausdruck der verstärkten Durchblutung der kleinen Gefäße in der Lederhaut.

Wir wissen nicht, ob die Psoriasis in der Oberhaut oder in der Lederhaut beginnt. Ist die Entzündung Ursache oder Folge der Zellvermehrung? Wahrscheinlich geht beiden ein anderer, krankheitsauslösender Vorgang voraus. Zur Schuppenbildung führt in erster Linie die anomale Vermehrung der Epidermiszellen. Die Vermehrung kommt dadurch zustande, daß sich in der befallenen Haut die Epidermiszellen häufiger teilen und rascher zur Oberfläche aufsteigen. Der Weg von der Basalzellschicht wird jetzt in 4 statt 27 Tagen zurückgelegt. In dieser verkürzten Zeitspanne können die Epidermiszellen nur unvollständig ausreifen. Viele erreichen die Hautoberfläche mit er-

Zellvermehrung der Oberhaut

haltenem Zellkern. Kernhaltige, unreife Zellen haften weitaus besser aneinander als reife und führen zu der charakteristischen Schuppung.

Hypothesen zur Entstehung der Schuppenflechte

Unglaublich viel Forscherfleiß wurde in Untersuchungen über die Entstehung der Schuppenflechte investiert. Man kann davon ausgehen, daß der Ablauf der krankhaften Vorgänge im großen und ganzen zutreffend beschrieben wurde. Sehr schwierig ist es jedoch, die erste Phase, den Beginn des Krankhaften, zu untersuchen. Wie kommt es, daß sich bisher normal erscheinende Haut in Psoriasishaut umwandelt? Welcher Schritt ist der erste? Wichtig sind offenbar Untersuchungen in den allerersten Phasen des Ausbruchs der Krankheit. Dieser Beginn ist schwer zu erfassen. Wenn man sieht, daß die Psoriasis gerade ausgebrochen ist, ist die Anfangsphase bereits vorüber. Die Psoriasisforschung wird auch dadurch erschwert, daß Tiere nicht an Schuppenflechte erkranken. Nachfolgend sollen nicht weniger als fünf aktuelle Hypothesen zur Entstehung der Psoriasis vorgestellt werden. Sie werden bald erkennen, daß die Verfechter der einzelnen Hypothesen an das Problem von unterschiedlichen Seiten herangehen und plausible Gründe für die Richtigkeit ihrer Vorstellungen angeben können. Trotzdem sind sie nicht in der Lage, die Entstehung der Schuppenflechte komplett zu erklären. Es ist wie mit einem Mosaik, dem wichtige Teile fehlen.

Die Kapillardurchblutungshypothese

Verdickung der Kapillaren

Bei der Schuppenflechte spielen sich die wesentlichen Krankheitsvorgänge in der Ober- und Lederhaut ab. Da die Oberhaut nicht über eigene Blutgefäße verfügt, muß sie aus der Lederhaut mit Sauerstoff und Nährstoffen versorgt werden. Diese Versorgung findet über kleinste Blutgefäße (Kapillaren) statt. Eines der frühesten Ereignisse beim Ausbruch der Schuppenflechte ist die zunehmende Verdickung und Verknäuelung der Kapillaren in der Lederhaut. Solche Veränderungen sind schon nachweisbar, bevor in der darüberliegenden Oberhaut die charakteristische Zellvermehrung sichtbar wird. Selbst in der unbefallenen Haut des Psoriasiskranken findet man einige derart erweiterte Kapillaren. Noch Monate nach Rückbildung von Schuppenflechteherden kann man an den vordem befallenen Stellen erweiterte Kapillaren nachweisen. Beim Ausbruch der Schuppenflechte verdoppelt sich die Durchblutung der unmittelbar unter der erkrankenden Haut liegenden Kapillaren. Gleichzeitig entstehen in den Kapillarwänden Löcher, durch die Entzündungszellen (Lymphozyten und Leukozyten) und Bluteiweiße in das Hautgewebe austreten können. Die ausgetretenen Eiweiße starten die Zellvermehrung in der Oberhaut. Der soeben skizzierten Hypothese zufolge beginnt die Schuppenflechte an den Kapillaren der Lederhaut.

Die Zellzyklusregulationshypothese

Rasanter Zellzyklus

Diese Hypothese mißt der Zellvermehrung in der Oberhaut besondere Bedeutung zu. Wie bereits besprochen, stammen in der gesunden Haut alle Epidermiszellen aus der untersten Lage der Oberhaut, der Basalzellschicht. Die Vermehrung erfolgt gesetzmäßig in einem Kreisprozeß (Zellzyklus). Im Zellzyklus durchläuft jede Epidermiszelle mehrere Phasen. Die Dauer der jeweiligen Phase schwankt beim Gesunden nur wenig. So dauert der gesamte Zellzyklus in der gesunden Haut 311 Stunden, im Psoriasisherd aber nur 36 Stunden. Außerdem teilen sich in der kranken Haut doppelt soviel Epidermiszellen pro Flächeneinheit. Alle Zellen der kranken Basalzellschicht sind in den Vermehrungsvorgang einbezogen, beim Gesunden sind es nur 60 %. Als Ursache der so drastisch gestörten Regulation des Zellzyklus wird ein hypothetischer Stimulator vermutet. Die Hypothese beschreibt einen Mechanismus der Vermehrung von Epidermiszellen bei Psoriasis. Sie kann die Frage nach dem Warum nicht beantworten.

Die cAMP-Hypothese

Die Abkürzung »cAMP« steht für »**c**yclisches **A**denosin**mono****p**hosphat«. Das cAMP wird auch als »zweiter Botschafter« bezeichnet. Es überbringt nämlich Botschaften von der Zellmembran (Hülle) in das Zellinnere. Dabei reguliert es eine Unzahl verschiedenartiger Funktionen: Stoffwechsel, Hormonwirkungen, Nerventätigkeit, Immunreaktionen, Muskelarbeit, Drüsentätigkeit und – was hier besonders interessiert – Zellwachstum und -differenzierung. Das cAMP steht im Zentrum eines komplizierten Regelwerkes. Die mit seiner Entstehung, Zerlegung und Wirkung zusammenhängenden Vorgänge faßt man zur cAMP-Kaskade zusammen. Bei Psoriasis ist die cAMP-Kaskade gestört. Normalerweise braucht die Oberhaut nur wenige neue Zellen zu produzieren. Es reicht aus, wenn die durch den Verhornungsprozeß verlorengehenden Zellen ersetzt werden können. Der Bedarf an neuen Epidermiszellen kann aber schlagartig emporschnellen, z. B. nach einer Verletzung. Deshalb verfügt unser Organismus über ein Regelsystem, das die Produktion von Epidermiszellen kurzfristig steigern oder auch drosseln kann. Es könnte sein, daß die Psoriasis durch einen kleinen Defekt in diesem Regelsystem zustande kommt.

Defektes Regelsystem

Vermehrung und Differenzierung (Spezialisierung) der Epidermiszellen stehen in einem umgekehrten Verhältnis. Das bedeutet: Wenn viele Epidermiszellen produziert werden, so geht das auf Kosten ihrer Qualität (d. h. ihrer Differenzierung) und umgekehrt. Das Signal »in hoher Qualität wenig produzieren« wird der Epidermiszelle durch hormonartige Substanzen übermittelt. Diese Substanzen binden sich an der Außenhaut der Zelle (Zellmembran) an besondere Strukturen, die Rezeptoren genannt werden. Jede Epidermiszelle verfügt über mehrere Typen von Rezeptoren. Am stärksten reagiert der sogenannte β-Rezeptor. Infolge der Bindung an den β-Rezeptor wird ein Vorgang ausgelöst, in dessen Verlauf cAMP entsteht. Der »zweite Botschafter« cAMP dringt ins Zellinnere vor und veranlaßt die Zelle zur Reifung. Beim Psoriasiskranken ist die Anzahl der β-Rezeptoren pro Epidermiszelle vermindert. Außerdem sind die Rezeptoren funktionell minderwertig.

Die Arachidonsäurehypothese

Arachidonsäure ist eine mehrfach ungesättigte organische Verbindung, ein natürlicher Baustein der Zellmembran. Arachidonsäure kann durch das Enzym Phospholipase A_2 aus der Zellmembran herausgebrochen werden. Die dann »freie« Arachidonsäure ist die Muttersubstanz unglaublich effektiver Wirkstoffe. Diese Wirkstoffe entstehen durch Umbau der freien Arachidonsäure. Dafür stehen dem Organismus zwei verschiedene Wege zur Verfügung. Auf dem einen Weg entstehen mit Hilfe des Enzyms Lipoxygenase »Lipoxygenaseprodukte«, auf dem anderen mit Hilfe des Enzyms Zyklooxygenase »Zyklooxygenaseprodukte«. Bei Psoriasis sind beide massiv vermehrt, wobei die Lipoxygenaseprodukte überwiegen. Das Lipoxygenaseprodukt LTB_4 weist schlechthin den höchsten Wirkungsgrad auf, den man bisher bei biologisch aktiven Substanzen gefunden hat. Es lockt Leukozyten in das Hautgewebe, die dort Entzündung und Zellvermehrung verursachen. Es besteht eine direkte Verbindung zum im vorhergehenden Abschnitt besprochenen cAMP. Wenn weniger cAMP vorliegt, wird durch Phospholipase A_2 mehr Arachidonsäure freigesetzt. Interessanterweise stimuliert ultraviolette Strahlung die Bildung von cAMP. Auch durch chemische Hemmstoffe des Lipoxygenaseweges kann man das Ausmaß des psoriatischen Krankheitsprozesses vermindern.

Lipoxygenase und Zyklooxygenase

Die immunologische Hypothese

Das Immunsystem ist ein ausgeklügelter Apparat, der unseren Körper vor Eindringlingen (z. B. Bakterien, Viren, Chemikalien) schützen und gefährliche Entwicklungen im Körper (z. B. Krebsentstehung) verhindern soll. Es kann aber auch vorkommen, daß das Immunsystem übertreibt oder fehlgeleitet wird. Dann schaden seine Aktivitäten dem Körper. Die Arbeit des Immunsystems beginnt damit, daß der Feind (das »Antigen«) von Makrophagen (»Freßzellen«) aufgespürt wird. Makrophagen knabbern so lange an den fremden Strukturen herum, bis sie alle

Fehlgeleitetes Immunsystem

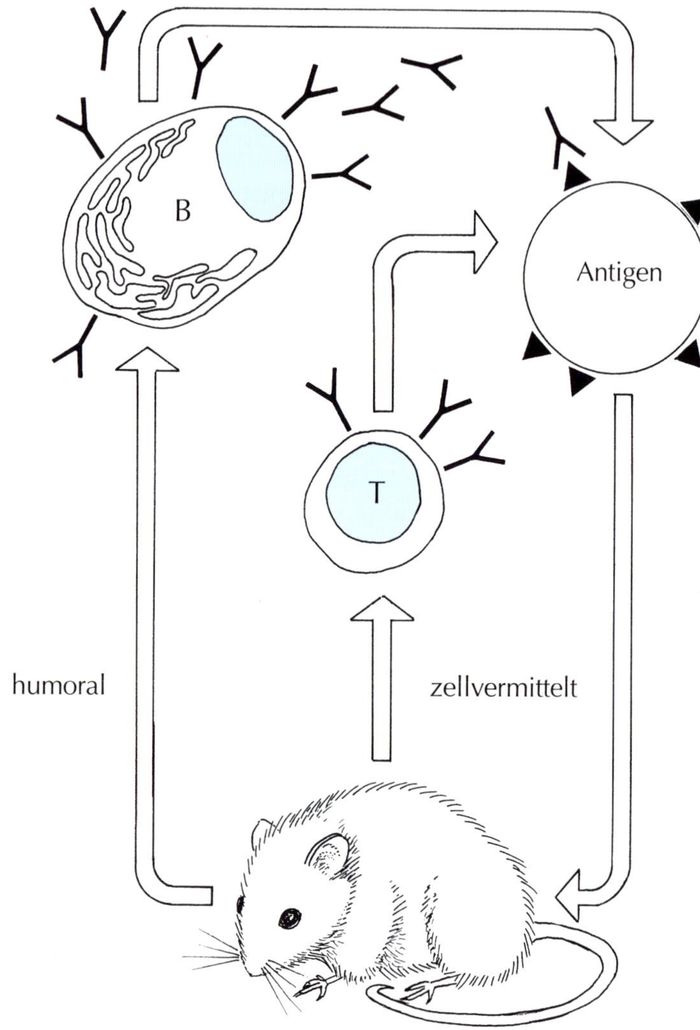

Abb. 2 Das von außen kommende oder im Körper entstandene Antigen provoziert eine Immunantwort. Hauptschauplatz des Immunprozesses ist das lymphatische Gewebe in Thymus, Haut, Milz und Lymphknoten. Die Immunantwort kann in einen humoralen und einen zellvermittelten Weg unterteilt werden. Auf dem humoralen Weg (von lat. humor – Flüssigkeit) werden durch B-Lymphozyten (B) spezifische Antikörper produziert. Auf dem zellvermittelten Weg entstehen T-Lymphozyten (T) mit spezifischen Rezeptoren. »Spezifisch« bedeutet, daß nur ein einziges Antigen erkannt wird.

wichtigen Informationen über das Fremde aufgenommen haben. Die aufgenommenen Informationen präsentieren sie dann einer anderen Art von Immunzellen (Lymphozyten), die dadurch in die Lage versetzt werden, gezielte Gegenmaßnahmen einzuleiten.

Die Reaktion des Immunsystems auf eine fremde Struktur (Antigen) wird als Immunantwort bezeichnet. Das Prinzip der Immunantwort ist in Abbildung 2 dargestellt. Letztlich verursacht der mit dem Antigen gefütterte Makrophage die Entstehung einer großen Zahl von Lymphozyten, die das jeweilige Antigen (oder die antigentragende Zelle) bekämpfen sollen. Nachdem die Gefahr vorüber ist, muß die spezifische Immunantwort wieder abgeschaltet werden. Sie ahnen es schon – auch hier ist wieder ein Regelungssystem installiert. Die Immunantwort wird durch besondere Lymphozyten (T-Helferzellen) hochgeregelt, durch andere (T-Suppressorzellen) vermindert oder ganz abgeschaltet. Die Regelung der Immunantwort ist in Abbildung 3 skizziert.

Der immunologischen Hypothese zufolge beginnt der Krankheitsprozeß damit, daß in der Lederhaut anomale Antigene auftreten. Diese Antigene können beispielsweise von einer weit von der erkrankenden Haut ablaufenden Entzündung stammen, die ihrerseits von Bakterien oder Viren ausgelöst wurde. Die anomalen Antigene gelangen durch die verdickten und vermehrt durchlässigen Kapillaren (siehe »Kapillardurchblutungshypothese«) in die Lederhaut. Eine wesentliche Eigenheit der anomalen Antigene besteht darin, daß sie T-Helferzellen anlocken und aktivieren können. Normalerweise wird die Haut nur von vereinzelten T-Zellen durchstreift. Das sind T-Suppressorzellen. In den frühesten Stadien des sich entwickelnden Psoriasisherdes findet man aber überwiegend T-Helferzellen. Die aktivierten T-Helferzellen produzieren Faktoren, die den Immunprozeß verstärken. Sie sondern auch den Faktor EPF (Epidermisproliferationsfaktor) ab, der die Zellen der Basalschicht der Epidermis zur Vermehrung bringt. Da die so aktivierten Basalzellen ihrerseits wieder einen Faktor ETAF (epidermale T-Zellen aktivierender Faktor) produzieren, ist ein Teu-

Verstärkter Immunprozeß

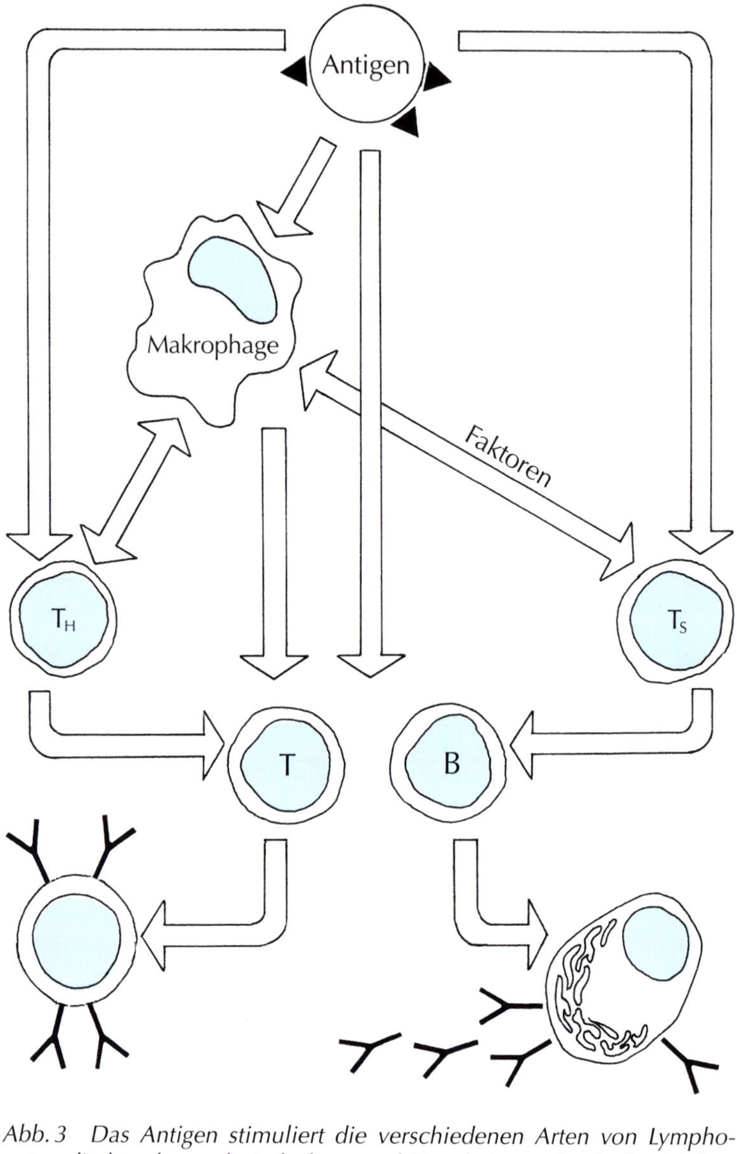

Abb. 3 Das Antigen stimuliert die verschiedenen Arten von Lymphozyten direkt oder nach Aufnahme und Verarbeitung durch den Makrophagen. Der Makrophage übergibt die Information direkt und reguliert durch von ihm produzierte Faktoren. T-Helferzellen (T_H) stimulieren, T-Suppressorzellen (T_S) hemmen die Vermehrung der B-Lymphozyten (B) und T-Lymphozyten (T). Durch dieses System von Steuerungsmöglichkeiten kann die Immunantwort den Erfordernissen angepaßt werden.

felskreis geschlossen, in dem sich Entzündung und Vermehrung der Epidermiszellen gegenseitig »hochschaukeln«.

Genug der Theorien. Zur Entstehung der Schuppenflechte wurden viele Forschungsergebnisse zusammengetragen. Ein Zyniker hat einmal gesagt, daß es dadurch gelang, gleichviel Unkenntnis wie vor 100 Jahren aufrechtzuerhalten, aber auf einem viel höheren Niveau.

Dagegen sind die Behandlungsmethoden ganz entscheidend verbessert worden. Das war oft eine unmittelbare, manchmal auch eine unerwartete Folge der Psoriasisforschung. So entstand die jetzt sehr beliebte Folienmethode der Balneophototherapie (siehe »Erklärung der medizinischen Fachausdrücke«, S. 119) als Nebenprodukt von Untersuchungen zur Entstehung der Psoriasis, die an der Kieler Universitätshautklinik durchgeführt wurden. Auf jeden Fall erhöhten die in den letzten Jahren erzielten Verbesserungen auf therapeutischem Gebiet die Lebensqualität der Psoriasiskranken erheblich.

Nebenprodukt Folienmethode

Die Auslöser

Es gibt viele Umstände, die den Ausbruch der Krankheit auslösen oder den Verlauf verschlimmern können. Nur auf wenige dieser Auslöser können Sie absolut keinen Einfluß nehmen. Dazu gehört die Häufung der Krankheitsausbrüche im Frühjahr und Herbst. Man nimmt an, daß dies mit hormonalen Umstellungen in den Übergangszeiten Frühling und Herbst zusammenhängt. Die meisten Auslöser sind zumindest teilweise vermeidbar. Dabei ist zu berücksichtigen, daß für den einzelnen Kranken auch nur einzelne Auslöser zutreffen. Es wäre stark übertrieben, wenn Sie nach der Lektüre der jetzt folgenden langen Liste von Auslösern zu dem Schluß kommen würden, daß Sie sich vor nahezu allem zu hüten hätten (siehe Tabelle 2).

Vermeidbare Auslöser

Vom Wirksamwerden des Auslösers bis zum Krankheitsausbruch vergeht eine gewisse Zeit, meist 2 bis 3 Wochen. Das Auftreten von Hauterscheinungen nach Druck, Kratzen, Verbrühen u. ä. wird auch als Köbner-Phänomen bezeichnet. Das Köbner-Phänomen ist nicht jederzeit auslösbar. Besonders leicht läßt es sich hervorrufen, wenn die Schuppenflechte im Aufblühen begriffen ist.

Köbner-Phänomen

Wegen des verhältnismäßig langen Zeitraumes zwischen Einwirkung des Auslösers und Auftreten der Psoriasisherde ist es oft nicht ohne weiteres möglich, auf den Auslöser zurückzuschließen. Relativ einfach ist das, wenn die neuen Psoriasisherde Kratzspuren folgen oder dem Abdruck eines fest angezogenen Gürtels oder knapp sitzender Stiefelschäfte. Man nimmt auch an, daß die Vorliebe der Psoriasis für die Haut über Knie und Ellenbogen auf der ständigen mechanischen Beanspruchung dieser Hautpartien beruht.

Tabelle 2: Liste der Auslöser	
Physikalische Einwirkungen	starker Druck oder Zug, Verbrennung, Verbrühung, trockene Kälte, Erfrierung, Sonnenbrand, Narben
Chemische Einwirkungen	Verätzung, toxische Hautreizung
Allergien	Hautallergien durch Medikamente oder andere Substanzen aus der Umwelt
Hautinfektionen	durch Bakterien, Pilze, Viren, nach Gürtelrose, Herpes, Röteln, Masern
Innere Entzündungen	an Rachenmandeln, Nasennebenhöhlen, Zähnen, Blinddarm, Harnwegen, Eierstöcken, Vorsteherdrüse
Stoffwechselstörungen	Diabetes mellitus (Zuckerkrankheit)
Medikamente	β-Rezeptorenblocker, ACE-Hemmer, Lithium, Hemmer des Zyklooxygenaseweges, zu »scharfe« Salbenbehandlung
Streß	verursacht durch Arbeits-, Partner- oder Familienprobleme, Schicksalsschläge

Ruft ein Auslöser am Ort der Einwirkung zunächst eine Entzündung hervor, so kann sich diese allmählich in einen Schuppenflechteherd umwandeln. Besonders eindrucksvoll ist das bei Verbrühungen, Verätzungen und infektiös oder allergisch bedingten Hautkrankheiten. So können sich beispielsweise die Hauterscheinungen der Masern in Psoriasis umbilden. Durch mikroskopische Untersuchung kann man dann verfolgen, wie sich aus einer typischen Maser ein typischer Psoriasisherd bildet. In diesem Falle sind die Masern Auslöser und Vorläufer der Psoriasis.

Akute Entzündungen

Akute Entzündungen (z. B. der Rachenmandeln) starten oft den ersten Psoriasisausbruch. Zwei bis drei Wochen nach Beginn der Angina entwickelt sich dann innerhalb weniger Stunden eine exanthematische Psoriasis. Dabei finden sich über den gesamten Körper verstreute, kleine kreisrunde oder mehr ovale Psoriasisherde. Langwierige innere Entzündungen und

Stoffwechselstörungen kommen sowohl als Auslöser wie auch als die Psoriasis ständig stimulierende Faktoren in Frage. Oft stecken sie hinter ansonsten unerklärlichen Verschlimmerungen oder schlechtem Ansprechen auf die Behandlung.

Leider können auch bestimmte Medikamente den Ausbruch hervorrufen oder den Verlauf verschlimmern. Es muß jedoch betont werden, daß diese Medikamente nur bei einigen Psoriasiskranken in dieser unangenehmen Weise wirken. Deshalb sollen diese Medikamente nur dann gemieden werden, wenn sie die Psoriasis im Einzelfall nachweislich verschlimmert haben.

Ungünstige Medikamente

Sogenannte β-**Rezeptorenblocker** werden zur Behandlung von Herzkreislauferkrankungen eingesetzt. Beim Psoriasiskranken sind die β-Rezeptoren der Epidermiszellen zahlenmäßig verringert und funktionell minderwertig (siehe Kapitel »Die cAMP-Hypothese«, S. 42). Werden beim Psoriasiskranken die β-Rezeptoren der Haut zusätzlich noch blockiert, so kann sich die Schuppenflechte im Sinne einer unerwünschten Nebenwirkung verschlimmern.

Nach den bisherigen Erfahrungen sind diese unerwünschten Nebenwirkungen eher selten. Trotzdem wird bei Schuppenflechte in der Vorgeschichte des Betroffenen, oder von Familienangehörigen, eine strenge Indikationsstellung für β-Rezeptorenblocker gefordert. Der Nutzen der Behandlung einer Herzkreislauferkrankung (meist Bluthochdruck) mit einem β-Rezeptorenblocker muß die Gefahr einer möglichen Provokation der Schuppenflechte deutlich übersteigen.

Ähnliches gilt für die gelegentlich beobachtete Provokation der Psoriasis durch **ACE-Hemmer.** Die Abkürzung »ACE« kommt aus dem Englischen und steht für »**a**ngiotension **c**onverting **e**nzyme«, d. h. »Angiotension-Umwandlungs-Enzym«. ACE-Hemmer vermindern die Umwandlung des in der Leber gebildeten Eiweißstoffes Angiotension I in das blutdrucksteigernde Angiotensin II. Dadurch kann der Blutdruck normalisiert und die Herzleistung verbessert werden. Wie üblich werden solche günstigen Wirkungen bei einigen Kranken durch Nebenwirkungen belastet. Wer nach der Einnahme von Herzkreislaufmedikamenten den Ausbruch oder die Verschlimmerung der

Psoriasis erleben muß, der sollte darüber unbedingt mit seinem Arzt sprechen. Schließlich können solche unerwünschten Nebenwirkungen durch Übergang auf ein anderes Medikament künftig umgangen werden.

Gleichartig kann das zur Behandlung von Nervenleiden benutzte **Lithium** wirken. Durch Lithium wird die Ansprechbarkeit des »zweiten Botschafters« cAMP gemindert. Eine andere Gruppe von Arzneimitteln wirkt gegen verschiedene Entzündungen durch Hemmung des Enzyms Zyklooxygenase (siehe Kapitel »Arachidonsäurehypothese«, S. 43). Diese Arzneimittel werden summarisch als **nichtsteroidale Antiphlogistika** bezeichnet. Bei der Behandlung der Psoriasis arthropathica sind solche Medikamente oft nicht zu umgehen. Sie unterdrücken die Entzündung und den begleitenden Schmerz in den befallenen Gelenken. Wird die Bildung von Zyklooxygenaseprodukten gehemmt, dann reagiert der Körper mit verstärkter Produktion von Lipoxygenaseprodukten. Auf diese Weise kann die medikamentöse Behandlung der psoriatischen Gelenkerkrankung den Hautbefund verschlechtern.

Wie gesagt, die bisher beschriebenen unerwünschten Arzneimittelnebenwirkungen sind glücklicherweise ziemlich selten. Man muß sie aber kennen, um sonst unerklärliche Verschlimmerungen aufklären zu können. Am Ende der Liste der Auslöser ist der oft strapazierte Begriff **»Streß«** zu finden. Viele Psoriasiskranke wissen, daß Aufregung, Angst, Ärger, Überlastung, Verzweiflung oder Unzufriedenheit den Krankheitsverlauf ungünstig beeinflussen. Deshalb muß man ihnen bei der Bewältigung ihrer Probleme helfen. Davon wird später noch ausführlich die Rede sein. Aber auch in psychologischer Hinsicht sind Psoriasiskranke ganz normale Leute, die mit vielen Problemen gut fertig werden können. *Streß*

Jede Psoriasisbehandlung beginnt mit der Fahndung nach auslösenden Faktoren und wenn möglich mit deren Beseitigung. Das geschieht je nach Art des Auslösers durch Behandlung mit Medikamenten, die gegen Bakterien oder Pilze wirken, durch Operation, Umstellung von Lebensgewohnheiten und vieles andere mehr.

Äußerliche Behandlung

Wenn Sie das Buch bis hierher aufmerksam gelesen haben, wissen Sie schon sehr viel über Psoriasis. Sie sind auf dem besten Wege zum gut informierten Psoriasiskranken oder »Schuppi«, wie sich einige selbst liebevoll bezeichnen. Sie sollten aber nicht dem Fehler verfallen, anzunehmen, daß Sie auch Ihr eigener Hautarzt werden könnten. Nehmen wir zur Illustration den Fall eines psoriasiskranken Hautarztes. Jawohl, so etwas gibt es auch. Auch und gerade der psoriasiskranke Hautarzt wird die Behandlung und Kontrolle seiner Erkrankung aus gutem Grunde einem Fachkollegen überlassen.

Vor die Behandlung haben die Götter die Diagnose gesetzt. Nicht alles, was glänzt, ist Gold. Nicht alles, was juckt, ist Fußpilz. Und nicht alles, was schuppt, ist Schuppenflechte. Zu Beginn der Erkrankung sind die Psoriasissymptome oft untypisch. Das birgt die Gefahr der Verwechslung mit anderen Hautkrankheiten in sich. Man sollte Diagnose und Führung der Behandlung auf jeden Fall dem Fachmann überlassen. Anzustreben ist eine langfristige, möglichst lebenslange Zusammenarbeit mit dem Haus- und Hautarzt. Arztwechsel bringt Zeit- und Informationsverlust mit sich. Dadurch können Mißerfolge und Rückschläge in der Behandlung eintreten.

Arztwechsel

Wenn die Diagnose einmal feststeht, muß man sich mit der Krankheit befassen und arrangieren. Die Schuppenflechte verläuft schubweise. Man muß sich bemühen, soviel wie möglich über diese Krankheit und die Möglichkeiten ihrer Verhütung und Behandlung zu erfahren. Dazu gehört auch, über die angewandten Salben stets genau Bescheid zu wissen. Ihr Hautarzt hört es sicher nicht gern, wenn Sie das Gespräch in der Sprechstunde mit den Worten beginnen, »Herr Doktor, bei mir ist schon alles ausprobiert worden«, oder »Zuletzt habe ich eine in

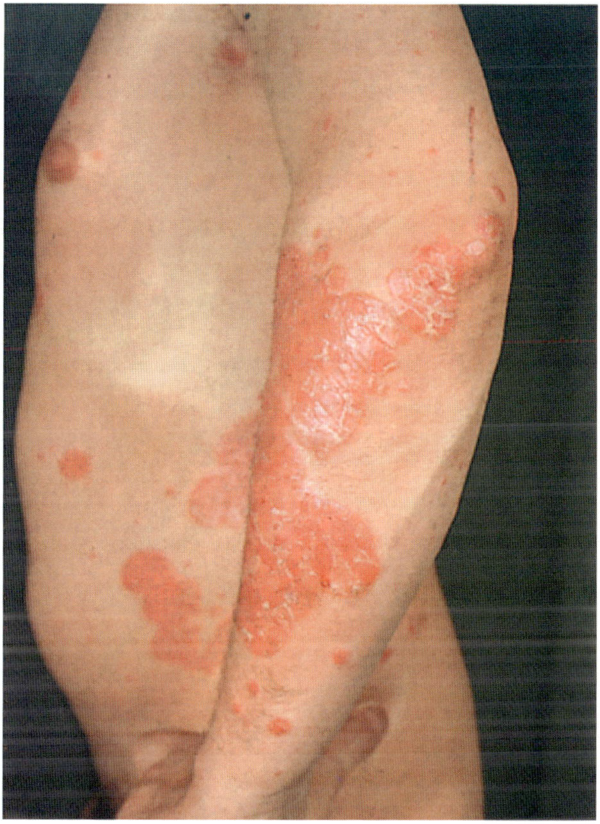

Bild 1
Gewöhnliche Schuppenflechte (Psoriasis vulgaris), chronisch-stationäre Form.
An Arm und Stamm sind die Einzelherde zu großen, erhabenen Flächen zusammengeflossen.

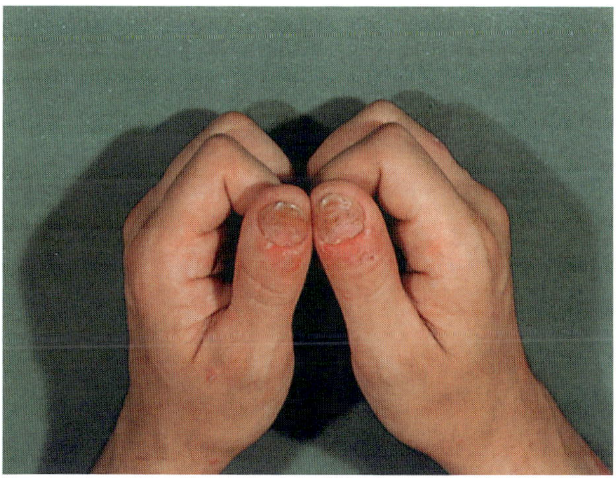

Bild 2
Nagelpsoriasis.
Sogenannter Ölfleck und viele Tüpfel beider Daumennägel.
Auch der Nagelwall ist von Psoriasis befallen.

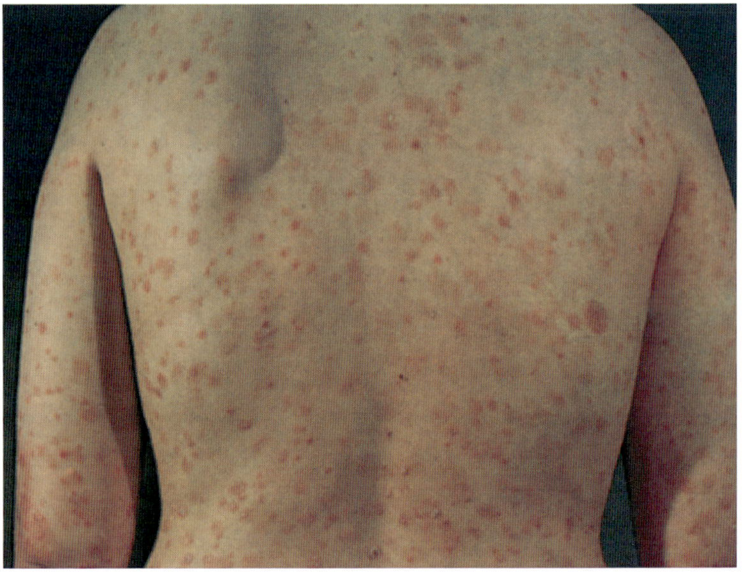

Bild 3
Gewöhnliche Schuppenflechte (Psoriasis vulgaris). Die Haut ist mit knapp münzgroßen Einzelherden übersät.

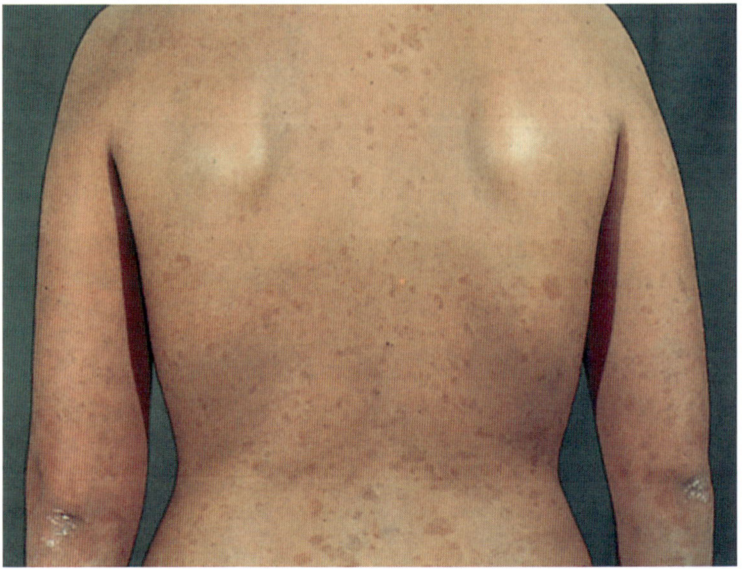

Bild 4
Gleiche Patientin wie in Bild 3. Nach zwei Wochen Phototherapie hat sich die Psoriasis deutlich gebessert. Die Haut beginnt zu bräunen.

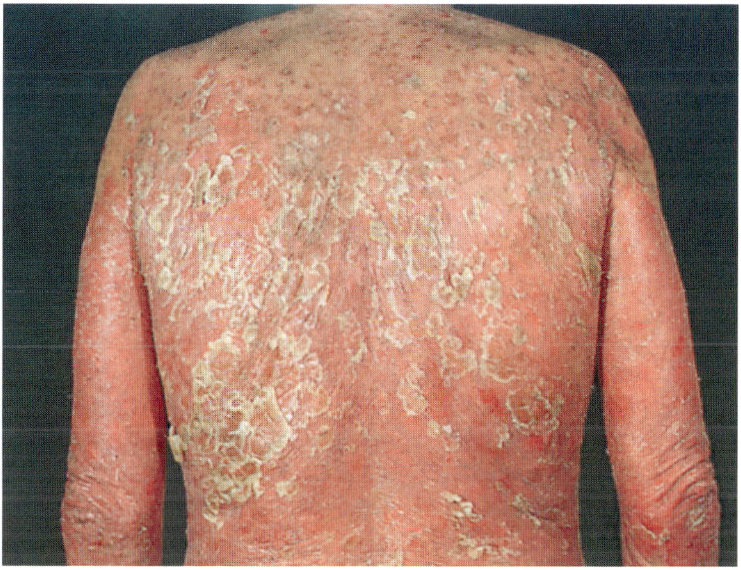

Bild 5
Psoriasis pustulosa Typ v. Zumbusch. Schwere Entzündung der Haut, die von eitergetränkten Schuppen bedeckt ist. Nur auf den Schultern befinden sich Reste unbefallener Haut.

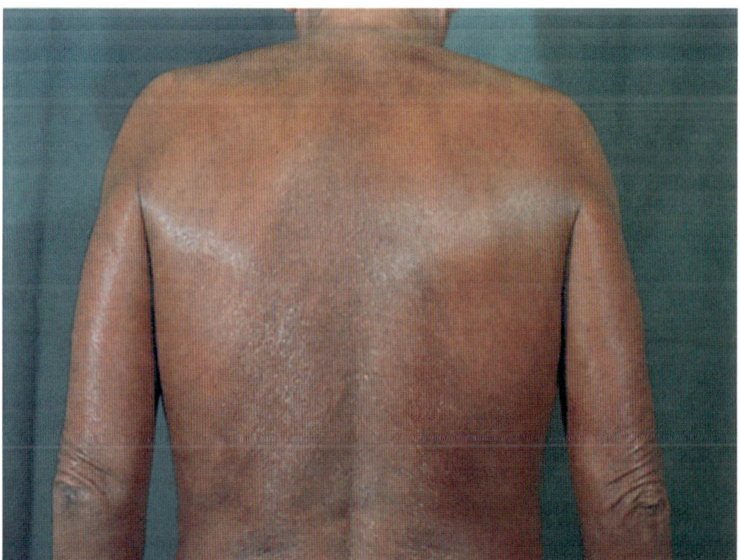

Bild 6
Gleicher Patient wie in Bild 5. Nach vier Wochen Photochemothera pie hat sich die Schuppenflechte zurückgebildet. Die Haut ist stark gebräunt.

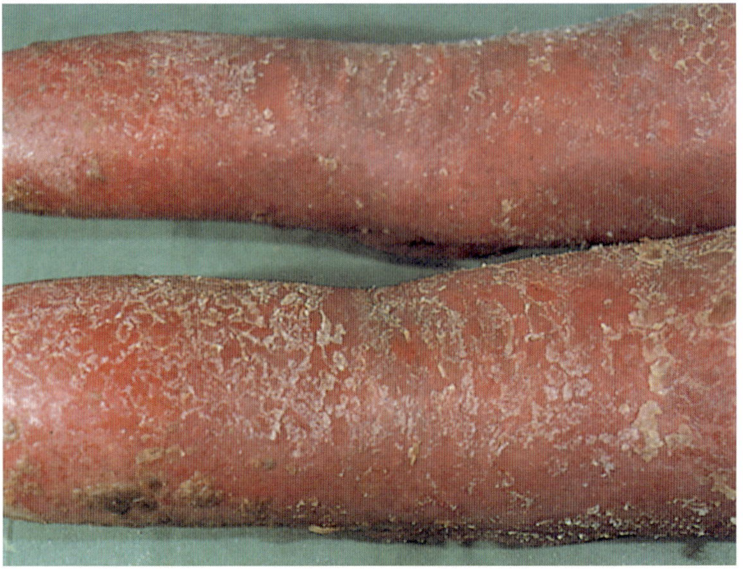

Bild 7
Erythrodermie bei Psoriasis. Die gesamte Haut ist entzündet, verdickt und verkrustet. In den Kniekehlen schmerzhafte Einrisse.

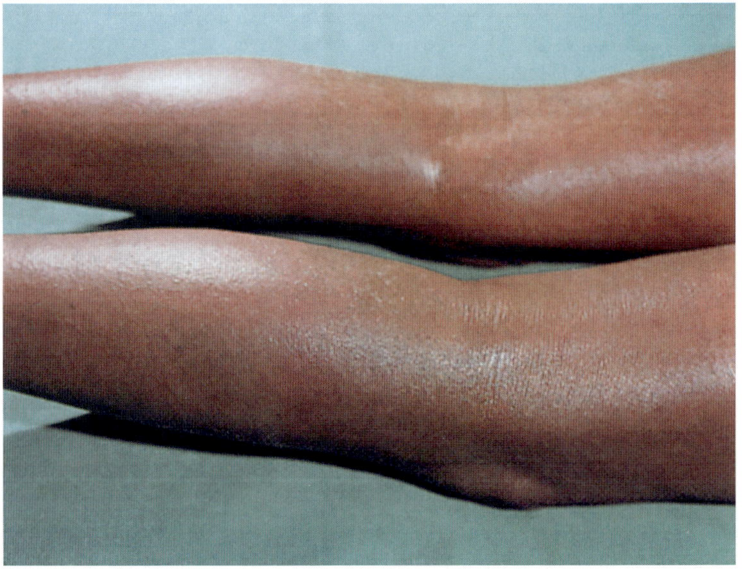

Bild 8
Gleicher Patient wie in Bild 7. Nach vier Wochen Photochemotherapie hat sich die Erythrodermie zurückgebildet.

der Apotheke zusammengemixte Salbe bekommen«. Die Zubereitung in der Apotheke wird manchmal als eine Art Notbehelf angesehen. Genau das Gegenteil ist richtig. Natürlich gibt es auch sehr gute Fertigpräparate. Und wann immer möglich, verschreibt der Hautarzt Fertigpräparate. Aber kein Fall von Psoriasis ist wie der andere. Und es ist günstig, wenn man im Verlauf der Behandlung die Zusammensetzung der Salbe schrittweise verändern kann. Die »in der Apotheke zusammengemixte Salbe« ist maßgeschneidert. Maßgeschneidertes paßt besser, ist aber leider auch teurer als Konfektionsware.

Loblied auf die Salben

Nach wie vor ist die Salbenbehandlung die am häufigsten angewandte Methode. Sie wird vom Kranken zu Hause durchgeführt, und er sollte sie richtiggehend erlernen. Salbenbehandlung ist eine Kunst für sich. Durch sachgerechte Salbenbehandlung kann man verblüffende Erfolge erzielen und umgekehrt. Die wichtigste Regel für die äußerliche Behandlung lautet: **Je akuter die Schuppenflechte ist, um so vorsichtiger wird sie behandelt – je hartnäckiger sie ist, um so intensiver muß man sie angehen.** In der eruptiven Phase muß man die Haut weitgehend in Ruhe lassen. Erlaubt ist die Anwendung einer milden Emulsionssalbe.

Einiges über Salben

Im Grunde genommen sind für die Behandlung der Schuppenflechte nur drei Typen von Salben wichtig (Tabelle 3).

Wegen ihres hohen Wassergehaltes sehen reine Emulsionssalben weiß aus. Sie entstehen durch Vermengen von im chemischen Sinne nicht mischbaren Bestandteilen (Phasen). Außer dem erwähnten Wasser enthalten sie eine fettartige Phase (»Öl«). **Ö/W-Emulsion** steht für »Öl-in-Wasser-Emulsion«. In der Ö/W-Emulsion ist das bekanntlich nicht wasserlösliche Öl im Wasser fein verteilt, d. h. emulgiert. Kleinste Öltropfen schweben beständig im Wasser. Dieses Kunststück gelingt der Chemie durch die Verwendung von Emulgatoren. Eine natürliche Ö/W-Emulsion ist die Milch. Aus diesem Vergleich läßt sich

Salben als Emulsionen

auch eine wesentliche Eigenschaft der Ö/W-Emulsionen ableiten: Sie können mit Wasser von der Haut abgewaschen werden. Deshalb werden Ö/W-Emulsionen gern zur Behandlung auf dem behaarten Kopf verwandt.

Tabelle 3: Salben zur Behandlung der Schuppenflechte

Typ	Bezeichnung	Vergleich
Ö/W-Emulsion	Unguentum emulsificans aquosum	Milch
W/Ö-Emulsion	Unguentum alcoholum Lanae aquosum	Butter
Paraffin	Vaselin	Erdöl

Genau umgekehrt aufgebaut ist die Wasser-in-Öl-Emulsion **(W/Ö-Emulsion).** Eine natürliche W/Ö-Emulsion ist die Butter. In ihr sind kleinste Wassertropfen von Öl umgeben. Butter läßt sich nicht mit klarem Wasser aus dem Haar entfernen. W/Ö-Emulsionen fetten die Haut stärker. In der Kosmetik werden sie als Nachtcremes verwendet. Beide Emulsionstypen können viele Arten von Wirkstoffen gut aufnehmen und an die Haut weiterleiten. Der dritte Salbentyp, **Vaselin,** wird aus Erdöl gewonnen und besteht chemisch aus einem Gemisch von Paraffinen. Emulgatoren sind nicht enthalten. Vaselin kann praktisch kein Wasser aufnehmen, deckt die Haut gut ab, verhindert damit den Feuchtigkeitsverlust und fettet noch stärker als W/Ö-Emulsionen.

Die psoriasiskranke Haut verlangt insbesondere dann nach Salben, wenn sie mit Wasser (Sauna, Baleneophototherapie) oder ultravioletter Strahlung behandelt wird. Salbe soll die befallene wie die unbefallene Haut glatt und geschmeidig halten, außerdem Schuppen und Bakterien entfernen helfen. Sie werden sich jetzt fragen, welchen Salbentyp Sie für die tägliche Hautpflege nehmen sollten. Das hängt zunächst von Ihrem Hauttyp ab. Trockene Haut verlangt fettige Salbe (W/Ö-Emulsion oder Vaselin). Bei fettiger Haut ist eine fettarme (oder keine) Pflegesalbe angebracht. Tagsüber sind rasch von der Hautoberfläche verschwindende Ö/W-Emulsionen angenehmer.

Wann welche Salbe?

Über Nacht stören der Fettfilm der W/Ö-Emulsion oder Vaselin weniger. Letztlich ist für Sie diejenige Salbe richtig, die auch nach längerer Anwendung als angenehm empfunden wird.

Wirkstoffe in Salben

Die soeben besprochenen drei Typen von Salben werden auch als Träger für Wirkstoffe eingesetzt. Einer der am häufigsten gebrauchten Wirkstoffe ist Salizylsäure (lat. Acidum salicylicum).

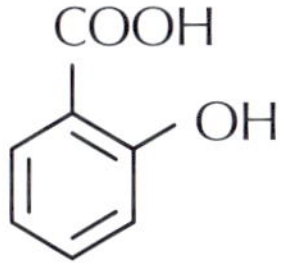

Salizylsäure

Vorzüge der Salizylsäure

Salizylsäure entfernt Schuppen von der kranken Haut, indem die Schuppen in kleinere Teile zerlegt werden. Sie wirkt auch gegen Bakterien und Pilze und fördert das Eindringen anderer Wirkstoffe in die Haut. Außerdem stabilisiert Salizylsäure Salben und vor allem auch den Wirkstoff Dithranol. Salizylsäure dringt in geringen Teilen durch die Haut in den Blutkreislauf. Deshalb darf – insbesondere bei Kleinkindern – niemals die gesamte Haut mit salizylsäurehaltigen Salben eingecremt werden.

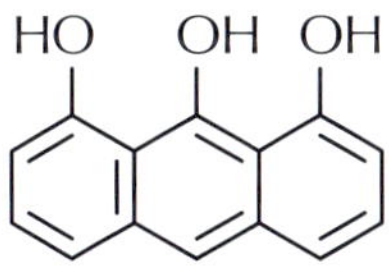

Dithranol

Dithranol ist der erfolgreichste Wirkstoff bei Psoriasisbehandlung schlechthin. Die Wirkung kommt durch Hemmung der krankhaft gesteigerten Epidermiszellvermehrung zustande. Allerdings weiß man nicht, warum ausgerechnet Dithranol das so besonders gut kann. Viele Hypothesen wurden aufgestellt und wieder verworfen. Jetzt scheinen Versuchsergebnisse plausibel zu sein, wonach Dithranol über die Hemmung des Lipoxygenaseweges wirkt (siehe Kapitel »Arachidonsäurehypothese«, S. 43). Dithranol reizt die Haut. Die Schuppenflechte verbrennt im Feuer des Dithranols. Deshalb beginnt man die Behandlung mit niedrigen Konzentrationen, die dann schrittweise gesteigert werden. Abgesehen von vorübergehenden Reizungen nach Anwendung zu starker Konzentrationen – oder nach unbeabsichtigtem Verschmieren auf die Schleimhäute – ist Dithranol ein sehr sicherer Wirkstoff.

Wie gut, daß Dithranol so alt ist

Dithranol wird schon seit 1916 massenhaft und ohne ernsthafte Nebenwirkungen angewendet. Sein hohes Alter ist ein Glücksumstand. In den heutzutage vorgeschriebenen Labortests benimmt sich Dithranol nämlich so schlecht, daß es jetzt keine Chance mehr hätte, zugelassen zu werden.

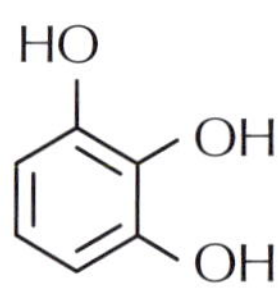

Pyrogallol

Auch **Pyrogallol** wirkt gut antipsoriatisch, besonders als Lösung zur Behandlung des behaarten Kopfes. Es ist nicht ganz einfach zu handhaben und derzeit etwas aus der Mode geraten. Man muß kein Chemiker sein, um zu erkennen, daß Salizylsäure, Dithranol und Pyrogallol gemeinsame Merkmale aufweisen, nämlich OH-Gruppen, die an ein benzolartiges Ringsystem gebunden sind. Derartige Strukturen finden sich auch in Inhaltsstoffen des **Steinkohlenteers.**

Teer

Teer bringt nicht nur die Hauterscheinungen der Schuppenflechte zur Rückbildung. Er wirkt auch prompt auf Entzündung, Juckreiz, Bakterien und Pilze ein. Manchem mißfällt sein Geruch, vielen die Verfärbung von Haut und Wäsche. Deshalb werden konzentrierte Teersalben und reiner Teer meist nur noch bei Klinikbehandlung gebraucht. In der häuslichen Behandlung haben niedrigkonzentrierte Teersalben nach wie vor ihren festen Platz. Für den Psoriasiskranken sind Teersalben nicht krebsgefährdend.

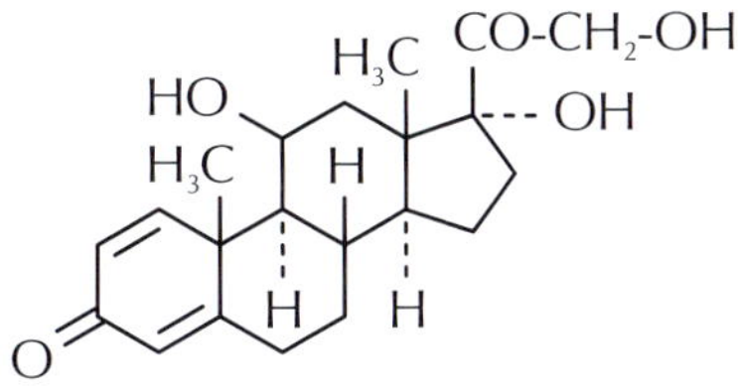

Prednisolon

Pro und kontra Kortison

Prednisolon steht hier stellvertretend für die Gruppe der **Kortikosteroide.** Das sind synthetische Substanzen, die in Struktur und Wirkung dem Kortison (lat. cortex – die Rinde), dem Hormon der Nebennierenrinde, ähneln. In Salbe oder Lösung auf die Haut gebracht, können sie vor allem die entzündlichen Erscheinungen der Psoriasis schnell und sicher unterdrücken. Ihre Anwendung ist angenehm und kosmetisch akzeptabel. Sie sind jedoch mit grundsätzlichen Nachteilen behaftet. Wenn man mit der Behandlung aufhört, bilden sich die Krankheitsherde rasch wieder aus, manchmal schlimmer als vorher. Bei langfristiger Anwendung altert die Haut enorm. Sie wird dann dünn wie Zigarettenpapier, leicht verletzbar und wird von erweiterten Blutgefäßen durchzogen. Je besser ein Kortikosteroid wirkt, um so stärker sind auch seine Nebenwirkungen. Kortikosteroide dringen durch die Haut in den Körper ein. Beim Verbrauch größerer Salbenmengen können auch allgemeine Nebenwirkungen auftreten (siehe Kapitel »Innerliche Behandlung«, S. 97). Es spricht also vieles gegen die Anwendung von Kortikosteroidsalben. In Anbetracht der Risiken ist bestenfalls kurzfristige Anwendung zu empfehlen. Vertretbar ist die kurzfristige Kortikosteroidsalbenbehandlung in Sonderfällen, wie beim Befall der Gesichtshaut oder bei anderweitig nicht beizukommender Psoriasis der behaarten Kopfhaut. Im übernächsten Kapitel werden die Intervall- und Stufentherapie geschildert, mit denen man Kortikosteroidschäden verhindern oder wenigstens begrenzen kann. Anmerkung: Auch Kortikosteroide sind theoretisch krebsgefährdend!

Praxis der Salbenbehandlung

Große Unterschiede bestehen in der Anwendung von reinen Salben (»Basissalben« oder »Basiscremes«) und wirkstoffhaltigen Salben. Salben sind absolut unbedenklich. Sie können einmal täglich, oder sooft Ihnen danach ist, auf die gesunde und die kranke Haut gebracht werden. Dagegen muß man bei der Verwendung von wirkstoffhaltigen Salben die Eigenschaften der Wirkstoffe berücksichtigen. Bewährt hat sich die strikte Einhaltung der in Tabelle 4 zusammengestellten Regeln.

Tabelle 4: Regeln für die Anwendung wirkstoffhaltiger Salben
1. Beachte die Anwendungsanweisungen.
2. Trage die Salbe dünn und nur auf die befallene Haut auf.
3. Massiere die Salbe vorsichtig ein, am besten mit einer weichen Kinderzahnbürste.
4. Schreibe die Rezepturen ab, zumindest dann, wenn die Salbe besonders gut ist oder nicht vertragen wird.
5. Hebe alte Salben nicht auf.

Salbe, Sauna, Schuppen

Es ist günstig, vor der Salbenbehandlung zu baden oder in eine Sauna zu gehen. Das hilft bei der Entfernung der Schuppen. Leider werden Psoriasiskranke nicht in allen Saunaeinrichtungen angenommen. Fragen Sie sich durch, oder beraten Sie sich mit Ihrem Arzt. Manche Psoriasiskranke schwören auf bestimmte Badezusätze. Dagegen ist nichts einzuwenden. Es gibt auch wirkstoffhaltige Badezusätze, mit denen man der Haut z. B. Teer zuführen kann. In der Regel aber ist blankes Wasser ausreichend.

Schön wie Kleopatra

Man kann auch die Haut durch ein Bad mit einem feinen Ölfilm überziehen. Der Überlieferung zufolge tat dies schon Kleopatra, die durch Milch und Olivenöl ihre Schönheit bewahrte. Dazu muß man das Öl dem Badewasser in emulgierter Form zugeben. Emulgiert wird Oliven- oder Rapsöl mit Milch (siehe Tabelle 5). Seife oder Badeschaum dürfen nicht benutzt werden. Nach dem Bad wird die Haut mit einem Handtuch vorsichtig abgetupft, nicht frottiert.

Nach diesem kurzen Abstecher in die Badekultur der Antike zurück zu den Regeln für die Anwendung wirkstoffhaltiger Salben.

Einmal täglich auftragen

Regel Nr. 1: »**Beachte die Anwendungsanweisungen.**« Das klingt selbstverständlich, wird aber oft nicht eingehalten. Wenn beispielsweise verschrieben wurde, eine Salbe einmal täglich aufzutragen, so sollte man das auch so tun. Der ärztlichen Anordnung, »einmal täglich aufzutragen«, liegt gewöhnlich die Befürchtung zugrunde, daß durch zu häufiges Einschmieren die Wirkung zwar nicht verstärkt werden kann, die Gefahr unerwünschter Nebenwirkungen infolge Wirkstoffüberladung aber unverhältnismäßig ansteigt. Die meisten Wirkstoffe werden nämlich von der Haut nur sehr langsam aufgenommen. Sie bilden zunächst ein Depot in der Hornschicht, aus dem sie dann allmählich in die Tiefe vordringen.

Tabelle 5: Kleopatra-Bad
1 Teelöffel Oliven- oder Rapsöl,
1/4 Liter Milch.
Mit Schneebesen oder Mixstab emulgieren, bis keine Fettaugen mehr erkennbar sind.
Die Emulsion dem Badewasser zugeben.
Keine Seife, keine schäumenden Zusätze benutzen.
Nach dem Bad Haut abtupfen, nicht frottieren.

Es gibt auch Anweisungen, die Sie vor speziellen Gefahren bewahren sollen. **Steinkohlenteer** ist photosensibilisierend. Das heißt, er kann die Sonnenbrandwirkung der ultravioletten Strahlung verstärken. Deshalb sollte man nach dem Gebrauch solcher Salben nicht in die Sonne gehen. Teerhaltige Salben und Bäder sollen deshalb auch vermieden werden, wenn Ultraviolett- oder PUVA-Therapie angewandt wird. Die meisten antipsoriatischen Salben kann man unbesorgt mit den Fingern einreiben. Ausnahme: Salben, die mehr als 0,1 Prozent **Dithranol**

Kinderzahnbürste benutzen

enthalten. Hierfür benutzt man Fingerlinge, Gummihandschuhe, Watteträger oder – am besten – eine weiche Kinderzahnbürste. Nach dem Umgang mit Dithranolsalbe muß man sich auf jeden Fall die Hände waschen, um unbeabsichtigtem Auftragen auf Schleimhäute vorzubeugen. Sie können sich nicht vorstellen, wie oft Sie unbeabsichtigt z. B. Ihre Nasenöffnung oder Augen berühren.

Regel Nr. 2: »**Trage die Salbe dünn und nur auf die befallene Haut auf.**« Nur die der Haut unmittelbar aufliegende Salbenschicht kann Wirkstoffe abgeben. Zu dickes Einschmieren wirkt sich nicht auf die Haut, dafür aber auf die Wäsche aus.

In Regel Nr. 3 taucht wieder die berühmte weiche Kinderzahnbürste auf. Letztere kann gar nicht oft genug angepriesen werden. Durch das vorsichtige **Einmassieren der Salbe** werden beste Voraussetzungen für die Abgabe des Wirkstoffes in die Haut geschaffen. Außerdem dient es dem Ablösen der Schuppen.

Regel Nr. 4 soll Sie zum Tagebuchführen animieren. **Der informierte Patient kennt seine Rezepte.** Er weiß, was und wieviel davon die Salben enthalten. Die Wirkstoffkonzentration muß dem Krankheitsstadium angepaßt sein. Je akuter das Krankheitsstadium ist, um so niedriger muß die Konzentration aggressiver Wirkstoffe sein. Echte Unverträglichkeiten von Dithranol oder Teer sind ausgesprochen selten. Wenn Sie dithranol- oder teerhaltige Salben nicht vertragen, dann liegt das meist daran, daß deren Konzentration in Anbetracht des Krankheitsstadiums zu hoch ist.

Vorsicht, Kontaktekzem!

Aber auch echte Unverträglichkeiten kommen vor. Man glaubt einfach nicht, warum man eine jahrelang benutzte Salbe plötzlich nicht mehr vertragen sollte. Genau das Gegenteil ist richtig. Gerade durch lange dauernden Gebrauch kann es – wenn auch sehr selten – dazu kommen, daß der Körper sensibilisiert wird und allergisch reagiert. Auslöser der Allergie sind meist Konservierungsmittel oder andere Bestandteile der Salbengrundlage. Sie sollen aus ihrem Herzen keine Mördergrube machen und es dem Arzt sagen, wenn Sie eine Salbe nicht oder nicht mehr vertragen. Besonders hellhörig müssen Sie werden, wenn die gesalbte Haut zu jucken beginnt und nicht mehr nach Psoriasis aussieht. Der Arzt wird dann eine andere Salbe verordnen. Später werden Testpflaster auf den Rücken geklebt **(Epikutantest),** um genau herauszubekommen, welche Substanz schuldig war. Der Epikutantest ist schmerzlos und ambulant durchführbar. Man muß die schuldige Substanz kennen, um sich vor ihr hüten zu können.

Alte Salben nicht anwenden

Regel Nr. 5: »**Hebe alte Salben nicht auf.**« Auch Salben altern. Zweifellos sind Salben besser stabilisiert als Butter. Im Prinzip ist aber die Alterung von Salben dem Ranzigwerden der Butter durchaus vergleichbar. Deshalb soll man Salben kühl aufbewahren. Es hat jedoch keinen Zweck, übriggebliebene Salbe für den Eventualfall aufzuheben. In der gealterten Salbe können sich hautreizende Stoffe gebildet haben. Manche Wirkstoffe verlieren durch längere Lagerung an Wirksamkeit. Dithranol ist sehr oxydationsempfindlich. Licht und Sauerstoff lösen die Oxydation aus. Die Salbe wird zunehmend dunkler und schwächer. Nach einem erneuten Ausbruch der Schuppenflechte sollte man sich nicht selbst behandeln, sondern den Arzt aufsuchen.

Spezielle Salbenbehandlungen

Dithranolkurzzeittherapie

In der Kürze liegt die Würze

Der sehr erfolgreichen Dithranolkurzzeittherapie – auch Dithranolkurzkontakttherapie – liegt die ziemlich neue Erkenntnis zugrunde, daß Dithranol in die kranke Haut viel schneller eindringt als in die unbefallene Haut der Umgebung. Diese Erkenntnis kann man dazu ausnutzen, um die kranke Haut kräftig zu behandeln und gleichzeitig die Umgebung zu schonen. Das gelingt mit einem einfachen Trick: kurzzeitige Einwirkung der Dithranolsalbe. Die Salbe wird auf die kranke Haut gebracht und nach 15 Minuten wieder entfernt. Diese Einwirkungszeit reicht aus, um die kranke Haut mit Dithranol abzusättigen. Weil die umgebende, unbefallene Haut weitaus empfindlicher gegenüber Dithranol reagiert, entzündet sie sich bei unbegrenzter Einwirkungszeit oft. Nach Einwirkung von nur 15 Minuten hat die umgebende Haut aber nur sehr wenig Dithranol aufgenommen. Es gibt mehrere Vorschriften zur Dithranolkurzzeittherapie. Bei uns hat sich das in Tabelle 6 dargestellte Verfahren bewährt.

Auch bei der Dithranolkurzzeittherapie wird die Wirkstoffkonzentration schrittweise gesteigert. Weitere Vorteile des Verfahrens bestehen darin, daß man die unangenehme Dithranolvaseline nicht mehr den ganzen Tag über auf der Haut hat und die Wäsche nicht mehr durch Dithranol verschmutzt werden kann.

Tabelle 6: Durchführung der Dithranolkurzzeittherapie
Auftragen der Dithranolsalbe.
15 Minuten Einwirkungszeit (Kurzzeitwecker!).
Abwischen der Salbe mit Zellstoff.
Abduschen oder -baden unter Verwendung von Seife oder Syndets.

Das on/off-Schema der Dithranolanwendung

Dithranol auftragen, duschen, fertig!

Zunehmender Beliebtheit erfreut sich eine neue Variante der Dithranolkurzzeittherapie, die – es gibt noch keine bessere Bezeichnung – auf deutsch soviel wie an/aus-Schema heißt. Damit ist gemeint, daß das Dithranol nur ganz kurze Zeit auf der Haut verbleibt und dann einfach abgeduscht wird. Ein Abwischen der Salbe mit Zellstoff und die Verwendung von Seife oder Syndets sind nicht erforderlich. Es hat sich nämlich gezeigt, daß die Verweildauer des Dithranols auf der Haut noch weiter verkürzt werden kann. Außerdem gelang es, der Dithranolsalbe Emulgatoren zuzusetzen, die dem empfindlichen Wirkstoff nichts tun. Das praktische Vorgehen wird in Tabelle 7 geschildert.

Tabelle 7: Durchführung des on/off-Schemas

Auftragen der Dithranolsalbe, an den Füßen beginnend, dann an Beinen, Armen, Körperstamm.
Einwirkungszeit eine Minute.
Abduschen, wobei die Entfernung der Salbe durch reibende Bewegungen der Handflächen unterstützt wird.
Keinen Zellstoff, keine Seifen oder Syndets benutzen.

Die Vorteile des on/off-Schemas liegen auf der Hand: noch bessere Schonung der gesunden Haut, die lästigen 15 Minuten Wartezeit entfallen, kein Hantieren mit Zellstoff oder Seife. Trotzdem bevorzugen einige Psoriasiskranke nach wie vor die klassische Dithranolkurzzeittherapie.

Niedrig dosierte Dithranolbehandlung

Während zur Dithranolkurzzeittherapie ziemlich hohe Wirkstoffkonzentrationen erforderlich sind, kommt die niedrig dosierte Dithranolbehandlung mit 0,05- bis 0,1prozentigen Salben aus. Das sind Konzentrationen, die normalerweise weder die umgebende Haut noch die Wäsche gefährden. Gewöhnlich sind derart winzige Mengen von Dithranol kaum wirksam. Das kann man mit einem – wiederum noch nicht lange bekannten – Trick ändern. Man versetzt die Salbe mit größeren Mengen von Harnstoff. Dadurch wird das Eindringen des Dithranols in die Haut beschleunigt und so dessen Wirksamkeit verstärkt. Verglichen mit der Dithranolkurzzeittherapie, ist die Anwendung solcher Salben sehr einfach. Man reibt die kranke Haut ein- oder zweimal täglich ein. Bei niedrig dosierter Dithranolanwendung dauert es aber länger, bis sich die Hauterscheinungen völlig zurückgebildet haben. Vorteilhaft ist das Verfahren dann anzuwenden, wenn die Psoriasisherde flach und wenig entzündet sind.

Dithranolsalbe mit Harnstoff

Calcipotriol (Psorcutan®, Daivonex®)

Im Kapitel »Vitamin D_3« (siehe S. 106) wird über die Schwierigkeiten bei der Behandlung mit dieser natürlichen Substanz berichtet. Da halfen Ergebnisse der Grundlagenforschung weiter. Eigentlich war man auf der Suche nach Verwandten des Vitamin D_3, die für die Behandlung der im Alter sehr häufigen Osteoporose (Entkalkung von Knochen) vorgesehen waren. Dabei stieß man auf **Calcipotriol** (Psorcutan®, Daivonex®), das einerseits dem echten Vitamin D_3 so ähnlich ist, daß es die Hautzellen auf »weniger Teilung und mehr Differenzierung« umschalten kann. Andererseits vermag es kaum, die von der Vitamin-D_3-Behandlung bekannte Erhöhung der Kalziumkonzentration im Blut auszulösen. Calcipotriol ist zur Behandlung leichter bis mittelschwerer Psoriasis vom Plaque-Typ geeignet. Die Fähigkeit des Calcipotriols, die Kalziumserumkonzentration zu erhöhen, ist mindestens 100fach geringer als die des natürlichen Vitamins D_3. Trotzdem sollten von der 0,05 mg Wirkstoff pro Gramm Salbe enthaltenden W/Ö-Emulsion täglich nicht mehr als 15 g und wöchentlich nicht mehr als 100 g auf weniger als 30 Prozent der Körperoberfläche aufgetragen werden.

In den klinischen Tests bildeten sich die Herde etwas besser zurück als unter Dithranolanwendung. Letztere schnitt aus kosmetischer Sicht deutlich schlechter ab. Im Vergleich mit dem mittelstarken Kortikoid Betamethasonvalerat war Calcipotriol therapeutisch gleichwertig, ohne daß es zu Atrophie (Gewebsschwund) kam. Nach dem Absetzen der Calcipotriol-Behandlung bildeten sich innerhalb von zwei bis vier Wochen langsam wieder psoriatische Herde aus. Jedoch wird ein Rebound-Phänomen (siehe Kapitel »Kortikosteroide«, S. 98) nicht beobachtet. Bis zu 20 Prozent der Patienten klagten in den klinischen Prüfungen über zeitweiligen Juckreiz, Brennen oder schmerzhafte Rötungen. Empfohlen wird eine zweimal tägliche Anwendung.

Zusammengefaßt bietet Calcipotriol folgende Vorteile:

- Die therapeutische Wirkung entspricht der des mittelstarken Kortikoids Betamethasonvalerat und ist etwas besser als die des Dithranols.

- Nach Absetzen der Behandlung kommt es nicht zum Rebound-Phänomen.
- Es tritt keine Atrophie der Haut auf.
- Die Anwendung ist einfach und kosmetisch akzeptabel.
- Es entfallen die vom Dithranol bekannten lästigen Verfärbungen von Haut, Wäsche und Badezimmer.

Als nachteilig sind zu werten:

- Gelegentliche Hautreizungen, insbesondere der Gesichtshaut, treten auf.
- Die Anwendung muß zweimal täglich erfolgen.

Gegenwärtig müssen folgende Einschränkungen beachtet werden:

- Es dürfen maximal 30 Prozent der Körperoberfläche behandelt werden.
- Es dürfen nicht mehr als 15 g Salbe täglich bzw. 100 g wöchentlich angewendet werden.
- Nach sechs Wochen erfolgt in der Regel Behandlungspause.
- Nach einem Jahr (kumulative Behandlungszeit!) erfolgt Wechsel auf eine andere Behandlung.

Dank der einfachen, kosmetisch akzeptablen Anwendung und der in vielen Fällen hervorragenden Wirksamkeit hat sich Calcipotriol zu einem ernsthaften Konkurrenten des Dithranols entwickelt. Auf dem Markt sind auch nahverwandte Substanzen, die in noch geringeren Konzentrationen wirksam sind, die Gesichtshaut nicht reizen und nur einmal täglich angewandt werden müssen.

Kortikosteroide – Intervalltherapie – Stufentherapie

Ausnahmsweise Kortison

Das Sortiment an kortikosteroidhaltigen Fertigwaren – Salben, Cremes, Lösungen und Sprays – ist unübersehbar. Außerdem können Kortikosteroide in angefertigten Salben, Cremes und Lösungen enthalten sein. Wegen der bei längerer Anwendung drohenden Nebenwirkungen soll der Psoriasiskranke nur ausnahmsweise Kortikosteroide benutzen (siehe Kapitel »Wirkstoffe in Salben«, S. 59). Man kann die Nebenwirkungen verhindern oder einschränken und die Wirksamkeit sogar noch verbessern, wenn man sich an die folgenden Regeln hält (siehe Tabelle 8).

Tabelle 8: Regeln für die Behandlung mit Kortikosteroidsalben
1. Kortikosteroide werden einmal täglich auf die Haut gebracht.
2. Besondere Vorsicht ist bei Kindern geboten.
3. Handteller und Fußsohlen benötigen mehr Kortikosteroide.
4. Fettige Haut nimmt weniger Kortikosteroide auf.
5. Intervalltherapie ist sicher und wirksam.

Wichtige Anwendungsregeln

Zu Regel Nr. 1 ist zu sagen, daß durch **einmal tägliche Behandlung** mit Kortikosteroidsalben das Kortikosteroiddepot in der Hornschicht bereits randvoll gefüllt wird. Mehr Kortikosteroid kann keineswegs mehr nutzen, aber schaden. Das werden aber die erfahrenen Psoriasiskranken nicht glauben. Wissen sie doch, daß einmaliges Einsalben oft nicht ausreicht. Nach wenigen Stunden beginnt die Haut wieder, förmlich nach Salbe zu schreien. So tragen sie immer wieder Kortikosteroidsalbe auf, womit sie die gleich noch zu besprechende Tachyphylaxie provozieren. Damit sind sie in eine verhängnisvolle Falle getappt. Die kranke Haut verlangt nach Salbe, nicht aber nach Kortikosteroidsalbe. Zwischendurch tut es die Basissalbe nicht nur auch, sondern besser!

Zu Regel Nr. 2: Die **kindliche Haut** ist besonders empfindlich und deshalb auch besonders gefährdet für Kortikosteroidnebenwirkungen.

Zu Regel Nr. 3: Sie berücksichtigt die dicke Hornschicht an **Handtellern und Fußsohlen.** Dadurch ist diese Haut weniger durchdringbar, und es steht auch mehr Platz für ein Kortikosteroiddepot zur Verfügung. Deshalb sollen Handteller und Fußsohlen als einzige Ausnahme zweimal täglich mit Kortikosteroidsalbe behandelt werden.

Zu Regel Nr. 4: Wenn Ihre **Haut fettig ist** und der Krankheitszustand dies erlaubt, sollten Sie das Hautfett vor dem Einsalben von den erkrankten Stellen abwaschen.

Zu Regel Nr. 5: Sie propagiert die besonders günstige **Intervalltherapie.** Dieses Verfahren ist sehr wichtig (siehe Tabelle 9).

Intervalltherapie

Tabelle 9: Wochenplan bei Intervalltherapie
4 Tage Kortikosteroidsalbe (+ Basissalbe nach Belieben)
3 Tage ausschließlich Basissalbe
Kortikosteroidsalbe einmal täglich
Basissalbe so oft wie gewünscht

Sie irren, wenn Sie annehmen, Intervalltherapie sei die Erfindung eines Geizhalses. Die Unterbrechung der Kortikosteroidanwendung verhindert nämlich die Gewöhnung der erkrankten Haut an den Wirkstoff (Tachyphylaxie). Bestimmt haben Sie schon einmal beobachtet, daß eine Salbe im Laufe der Zeit immer weniger wirkte. Das war Tachyphylaxie. Die regelmäßig zwischengeschalteten drei kortikosteroidfreien Tage verhindern die Ausbildung von Tachyphylaxie.

Ein weiteres Verfahren, das dazu dient, die Haut möglichst wenig mit Kortikosteroid zu belasten, ist die **Stufentherapie.** Dabei wird die Stärke der Kortikosteroidsalbe abgestuft. Als Grundregel gilt nach wie vor, daß die Gefahr unerwünschter Nebenwirkungen um so größer ist, je stärker die Kortikosteroidsalbe wirkt. Bei stark ausgebildeter Psoriasis ist die kurzfristige Anwendung einer starken Salbe sinnvoll. Nach Wirkungseintritt wechselt man dann zu einer weniger starken Salbe, ganz nach dem Motto: »Soviel wie nötig, sowenig wie möglich.« Die Hautärzte bezeichnen das als »Ausschleichen«. Mit dem »Ausschleichen« will man auch dem Wiederaufflammen der Psoriasis nach Beendigung der Salbenbehandlung vorbeugen. Zum »Ausschleichen« sind harnstoffhaltige Kortikoidsalben besonders geeignet.

Stufentherapie

Behandlung mit ultraviolettem Licht

Die heilsame Wirkung des Sonnenscheins ist altbekannt. Viele Psoriasiskranke sind deshalb bestrebt, den Sommerurlaub an der Nord- oder Ostseeküste, am Schwarzen oder Toten Meer oder im Gebirge zu verbringen. Auch Kuren zur sonnenreichen Jahreszeit sind nützlich und begehrt. Leider scheint bei uns die Sonne nicht oft, nicht stark und nicht gleichmäßig genug. Viele Jahre standen zur Heimbehandlung nur Quecksilberhochdruckstrahler (sogenannte Höhensonnen) zur Verfügung. Diese Geräte waren zweifellos nützlich, aber auch gefährlich.

Renaissance der Lichttherapie

Seit Beginn der 70er Jahre wurde die UV-Therapie der Schuppenflechte ganz wesentlich verbessert. Diese Entwicklung hält noch an und verspricht für die nahe Zukunft weitere Fortschritte. Das hat vor allem drei Gründe:

- die technische Entwicklung hat es ermöglicht, ultraviolettes Licht definierter Wellenlängenbereiche zu erzeugen,
- neue Methoden erlauben die Klärung des Wirkungsmechanismus bis in den molekularen Bereich,
- die Kenntnisse über die Funktion der Haut als wichtigstes Zielorgan haben zugenommen.

Zur Psoriasisbehandlung gibt es zwei Formen der UV-Therapie. Die weitaus häufigere wird als Phototherapie bezeichnet. Dabei wirkt vor allem das UV-Licht mittlerer Wellenlängenbereiche (UVB). Phototherapie kann in medizinischen Einrichtungen durchgeführt werden, aber auch zu Hause als ärztlich kontrollierte Heimbehandlung.

Die zweite Form heißt Photochemotherapie, besser bekannt unter dem Akronym PUVA-Therapie. Letztere ist komplizierten, schweren Verlaufsformen der Psoriasis vorbehalten und sollte nur in medizinischen Einrichtungen betrieben werden.

Phototherapie

Wirkungsweise

Die Wirkung des UV-Lichtes auf die kranke Haut hängt von dessen Menge und Qualität ab. Auf die Menge (Dosis) wird später noch ausführlich eingegangen werden. Die Qualität wird maßgeblich bestimmt durch die Wellenlänge des UV-Lichtes. Je kürzer die Wellenlänge ist, um so größer ist die Energie der Lichtteilchen. Lichtteilchen größerer Energie rufen stärkere Wirkungen hervor. Das gilt für erwünschte Wirkungen ebenso wie für unerwünschte. Bleiben wir für ein Beispiel bei den unerwünschten Wirkungen: Um einen Sonnenbrand hervorzurufen, benötigt man 1000mal soviel langwelliges UVA wie kürzerwelliges UVB.

UVA und UVB

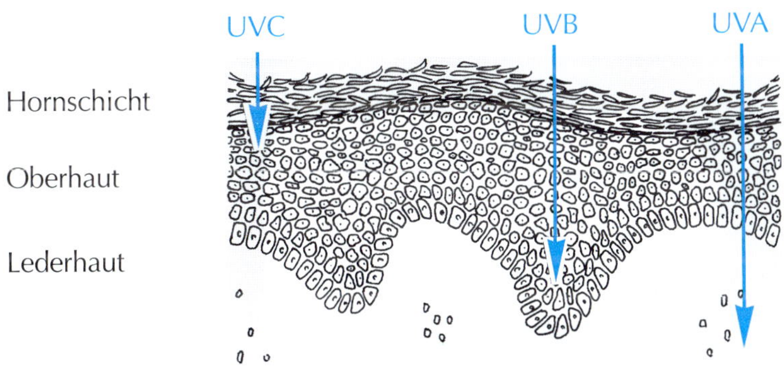

Abb. 4 Eindringtiefe des UV-Lichtes in die Haut

Die Wellenlänge bestimmt auch die Eindringtiefe des UV-Lichtes in die Haut und in darunterliegende Schichten (Abb. 4). Je kürzer die Wellenlänge ist, um so geringer ist die Eindringtiefe. Energie und Eindringtiefe der Lichtteilchen stehen demnach in einem umgekehrten Verhältnis.

Das langwellige UV dringt tief ein und erreicht dabei auch die Immunzellen der Haut und die hautnahen Blutgefäße samt Inhalt. Auch die dadurch ausgelösten Effekte sind für die heilsame Wirkung der UV-Therapie bedeutsam. Deshalb ist es oft ratsam, nicht nur die erkrankten Hautbezirke zu bestrahlen, sondern wenn möglich den gesamten Körper.

Für einige Wirkungen des UV-Lichtes ist die Abhängigkeit von der Wellenlänge bekannt. Man bezeichnet dieses als spektrale Wirkfunktion.

Als Ergebnis langwieriger und aufwendiger Forschung steht heute fest, daß UV-Licht mit Wellenlängen zwischen 304 und 314 nm am besten für die Psoriasisbehandlung geeignet ist. Dagegen kann kurzwelliges UV-Licht (Wellenlängen kleiner 290 nm; im natürlichen Sonnenschein nicht enthalten) die Schuppenflechte sogar noch verschlimmern (siehe Tabelle 10). Die zur Phototherapie benutzten Strahler senden auch große Mengen von antipsoriatisch wirksamem Licht mit Wellenlängen zwischen 304 und 314 nm aus, nicht aber die schädigende kurzwellige Strahlung.

Tabelle 10: UV-Teilbereiche

Wellenlängenbereich (nm)	Wirkungen
UVA 320–400	Direktpigmentierung
UVB 290–320	antipsoriatisch, indirekte Pigmentierung, Sonnenbrand
UVC 200–290	kann Psoriasis verschlimmern

Spektrale Wirkfunktionen

In Abbildung 5 ist die spektrale Wirkfunktion der antipsoriatischen Wirkung dargestellt. Diese Wirkfunktion gilt nur für Strahlung sehr schmaler Wellenlängenbereiche. Berücksichtigt man natürliche Verhältnisse, die Pigmentbildung und das Risiko von Nebenwirkungen, so ergibt sich, daß der beste Bereich für die Psoriasisbehandlung bei Wellenlängen zwischen 304 und 314 nm liegt *(U.-J. Amlong)*.

Niemals einen Sonnenbrand

Über die günstigsten Lichtmengen sind sich die Hautärzte noch nicht einig. Manche halten kleinere UV-Dosen für angemessen. Bei uns hat sich eine eher aggressive Behandlung »immer etwa ein Drittel unterhalb der Sonnenbranddosis« bewährt. Zu große Lichtmengen sind nicht empfehlenswert. Bei Psoria-

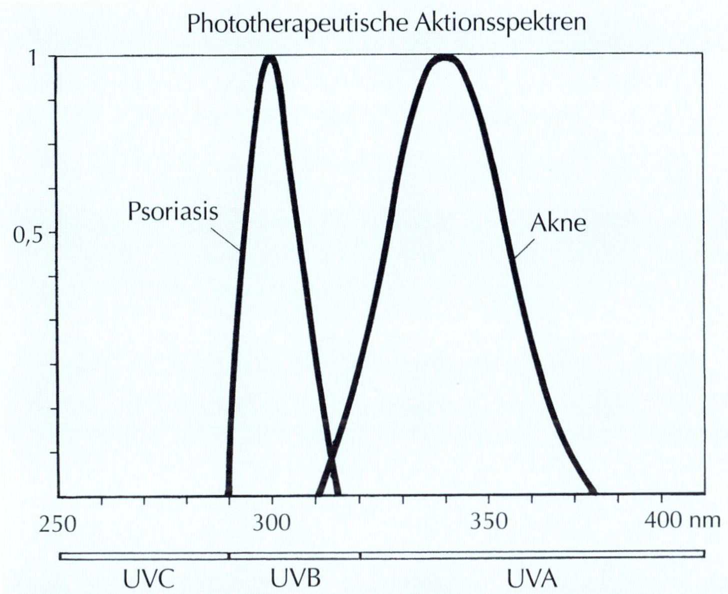

Abb. 5 Phototherapeutische Aktionsspektren. Gegen Schuppenflechte wirkt Licht, dessen Wellenlänge im Bereich UVB liegen. Dagegen bessern sich die sogenannten Pubertätspickel (Akne) vor allem durch UVA-Strahlung.

siskranken kann sich die Rötung nach schwerem Sonnenbrand sogar in psoriatische Hauterscheinungen umwandeln.

Nebenwirkungen

Jede wirksame Behandlung kann auch unerwünschte Nebenwirkungen hervorrufen. Akute Nebenwirkungen der UV-Therapie sind die Folge zu langer Bestrahlung. Deshalb sollten Sie sich stets streng an die empfohlenen Zeiten halten. Nach einer einmalig zu lang durchgeführten Bestrahlung entwickelt sich ein Sonnenbrand. Der Sonnenbrand muß als Warnung ernst genommen werden. Die heilenden Wirkungen des UV-Lichtes kommen dann voll zur Entfaltung, wenn die Bestrahlungszeit so gewählt wurde, daß sie keinen Sonnenbrand hervorruft.

Hautalterung und Hautkrebs

Wird die Haut im Laufe des Lebens sehr großen Mengen natürlich oder künstlich erzeugten UV-Lichtes ausgesetzt, so drohen in den übermäßig bestrahlten Gebieten vorzeitige Hautalterung und Hautkrebsentstehung. Wieviel 1000 Stunden UV-Bestrahlung kann man sich leisten? Das hängt von Ihrem Hauttyp ab. Im Kapitel »Bestimmung des Hauttyps« (S. 78) können Sie lesen, wie man den eigenen Hauttyp einfach bestimmt. Mit der UV-Therapie sollten Sie spätestens dann aufhören, wenn die Haut über den Schulterblättern leicht scheckig auszusehen beginnt.

Man sollte sowohl einzelne Überdosierungen (die zum Sonnenbrand führen) als auch zu häufige UV-Bestrahlungen vermeiden. Auch für die UV-Bestrahlung der Schuppenflechte gilt, daß »viel nicht viel hilft«. Wenn man weiß, daß UV-Licht gut gegen die eigene Hautkrankheit wirkt, dann liegt die Versuchung nahe, zu lange und zu oft zu bestrahlen. Das ist verständlich, aber nicht vernünftig. Bei richtiger Handhabung der UV-Bestrahlung sind die Risiken sehr klein.

Phototherapie in der Klinik/Hautarztpraxis

Viele Hautärzte, ob niedergelassen oder in einer Klinik, verfügen über moderne Phototherapiegeräte. Dort ist die Phototherapie in das Gesamtkonzept der Diagnostik und Behandlung eingeordnet. Oft wird Phototherapie mit anderen Behandlungen kombiniert, beispielsweise mit Dithranolkurzzeittherapie. Der Hautarzt bespricht mit Ihnen, in welcher Art und Weise die Phototherapie durchgeführt wird. Er sagt Ihnen auch, welche Basissalbe Sie verwenden sollten und wie Sie die Ablösung der Schuppen durch Bäder oder Saunabesuch unterstützen können.

Auch wenn Sie nicht beabsichtigen, UV-Bestrahlungen zu Hause durchzuführen, sollten Sie das folgende Kapitel lesen. Es ist aufschlußreich für jeden, der mit UV-Licht behandelt wird.

Ärztlich kontrollierte Heimbehandlung

Phototherapie sollte mindestens dreimal pro Woche erfolgen. Besser ist es, wenn man sich – wenigstens zu Beginn der Serie – täglich bestrahlen läßt. Da Zeit Geld ist, liegt es nahe, sich ein eigenes Gerät anzuschaffen. Die Vorteile sind: Man erspart sich Wege und Zeit. Am Behandlungstag benutzt man sein Gerät zu der Zeit, zu der es einem am besten paßt. Einige Kassen übernehmen auf Antrag die vollständige oder teilweise Finanzierung des eigenen Gerätes.

Pro und kontra Heimbehandlung

Jedoch erfordert die UV-Therapie spezielle Kenntnisse und Vorsichtsmaßnahmen. In dem Bestreben, die Schuppenflechte rasch loszuwerden, neigt mancher Betroffene zum Übertreiben. Und wenn man nicht regelmäßig zum Tragen der Schutzbrille ermahnt wird, dann erliegt man leicht der Versuchung, die lästige Brille einfach wegzulassen. Die Steigerungen der Bestrahlungszeit können nicht von Anfang an festgelegt werden. Sie richten sich nach Verträglichkeit und Wirkung. Außerdem gehören dazu objektive Einschätzung und Erfahrung.

Heimbehandlung ärztlich kontrollieren

Ein guter Kompromiß ist die ärztlich kontrollierte Heimbehandlung. Der Arzt berät Sie, und die Behandlung führen Sie selbst durch. Nicht jede Hautkrankheit und nicht jedes Stadium ist für UV-Therapie geeignet. Jede wirksame Behandlung kann Nebenwirkungen verursachen. Der Erfolg der ärztlich kontrollierten Heimbehandlung hängt ganz wesentlich von Ihrem Engagement und Ihren Kenntnissen ab. Diese Kenntnisse sollen Ihnen auf den folgenden Seiten vermittelt werden. Lassen Sie sich nicht beirren, wenn die folgenden Ausführungen gelegentlich zu »physikalisch«, »technisch« oder »medizinisch« werden. Nach gewissenhafter Lektüre werden Sie in der Lage sein, die Besserung Ihrer Hautkrankheit durch Behandlung mit dem Heimsolarium klar einzuschätzen.

Was man vor dem Kauf eines Heimsolariums bedenken sollte

Die Kardinalfrage: Hat sich Ihr Hautleiden während eines sonnenreichen Urlaubs bzw. durch UV-Therapie gebessert? Wenn Sie diese Frage nicht mit einem klaren »Ja« beantworten können, erübrigt sich alles Weitere. Anderenfalls sollten Sie einen Hautarzt fragen. Außerdem sind sehr praktische Dinge zu bedenken. Wollen Sie ein eigenes Gerät, oder könnten Sie das Heimsolarium eines Nachbarn oder die Möglichkeiten einer (nahe gelegenen) dermatologischen Einrichtung nutzen? Existiert in Ihrer Wohnung ein geeigneter Aufstellort? Oder wird das Gerät in Keller, Garage, Bad oder Speisekammer zum ständigen Stein des Anstoßes? Lohnt die Anschaffung für die 30 Bestrahlungstage im Jahr? Wenn Sie sich nach reiflichem Überlegen zum Kauf eines Bestrahlungsgerätes entschlossen haben, gehen sie folgendermaßen vor:

1. Sie fragen Arzt oder Helferin nach der genauen technischen Bezeichnung derjenigen Lichtquelle, die bei Ihnen am besten wirkte. Allein die Bezeichnung des Gerätes reicht nicht aus. Sie müssen auch den Strahlertyp kennen, um das richtige Gerät kaufen zu können.
2. Sie beantragen bei der Krankenkasse die Finanzierung des Gerätes. Viel Erfolg!
3. Sie besprechen die Heimbehandlung mit dem Arzt, lassen sich auch hinsichtlich Bestrahlungszeit und Steigerung der Zeiten beraten.
4. Suchen Sie zumindest vor und nach der Bestrahlungsserie Ihren Arzt auf.

Bestimmung des Hauttyps

Hinsichtlich der Reaktion auf das UV-Licht werden vier Hauttypen unterschieden (siehe Tabelle 11). Ihr individueller Hauttyp sagt aus, welche UV-Mengen Sie sich leisten können und welche UV-Mengen für den gewünschten Behandlungserfolg erforderlich sind.

Der individuelle Hauttyp ergibt sich aus den Antworten auf folgende Fragen: »Wie reagiert Ihre Haut auf ein ausgiebiges Sonnenbad? Mit Sonnenbrand? Mit Bräunung?«

Welchen Hauttyp haben Sie?

Menschen mit dem sehr seltenen Typ I sollten die Sonne meiden und auch kein Heimsolarium benutzen. Ihnen würde UV-Behandlung eher schaden als nutzen. Typ II ist für die Behandlung mit dem Heimsolarium bedingt geeignet. Das bedeutet höchstens eine Behandlungsserie im Jahr, kurze Bestrahlungszeiten, die nur allmählich verlängert werden dürfen. Patienten mit den häufigen Hauttypen III und IV sind die eigentliche Zielgruppe der Behandlung mit Heimsolarien.

Tabelle 11: Die vier Hauttypen

Typ I	bekommt immer Sonnenbrand und bräunt nie.
Typ II	bekommt auch immer Sonnenbrand, danach tritt aber leichte oder gelegentliche Bräunung auf.
Typ III	bekommt nur manchmal Sonnenbrand, bräunt aber immer.
Typ IV	bekommt nie Sonnenbrand und bräunt immer.

Vorbereitung des Gerätes

Nachdem Sie das richtige Bestrahlungsgerät gekauft haben (ausschlaggebend sind die Lichtquellen, nicht das schöne Gehäuse), lesen Sie die Gebrauchsanleitung gründlich. An und für sich sind UV-Heimgeräte einfach zu bedienen und sicher in ihrer Funktion. Achten Sie auf Einschränkungen und Warnhinweise, d. h., wenn das Gerät beispielsweise im Bad aufgestellt werden soll, dann muß es ausdrücklich für Feuchträume zugelassen sein. Vor der ersten Behandlung empfiehlt es sich, die Lichtquellen über einige Stunden einbrennen zu lassen. Ihre Leistung läßt nämlich in den ersten Stunden rasch nach, um dann für einen sehr langen Zeitraum nahezu gleichmäßig zu bleiben. Je nach Lampentyp garantieren die Hersteller zwischen 500 und 2000 Brennstunden. Die tatsächliche Lebensdauer ist weitaus größer. Am Ende der Garantiezeit kann man

Lampen ausschlaggebend

immerhin noch mit mindestens zwei Drittel der anfänglichen Leistung rechnen. Und das ist für den Hausgebrauch genug. Das bedeutet, daß Sie kaum in die Verlegenheit kommen werden, die Lichtquellen auswechseln lassen zu müssen.

Plazierung der zu bestrahlenden Haut

Mit den komfortablen Ganzkörperbestrahlungsgeräten ist die richtige Plazierung der Hautstelle leicht möglich. Andere Geräte lassen unterschiedliche Abstände zwischen Lichtquelle und Haut zu. Dann muß man sich etwas einfallen lassen, um bei jeder Behandlung den gleichen Abstand einzuhalten. Das trifft zu, wenn Sie beispielsweise einen einfachen UV-Strahler-Schirm gekauft haben, vor den man sich zur Bestrahlung stellt. Dann empfiehlt es sich, am Fußboden im empfohlenen Abstand (meist 50 cm) eine Markierung anzubringen. Bei einfachen Teilkörperbestrahlungsgeräten sollte man den Abstand mit einem Maßband kontrollieren.

Immer gleichen Abstand halten

Bestrahlungszeit und -rhythmus

Besprechen Sie Bestrahlungszeit und -rhythmus mit dem behandelnden Arzt! Die nachfolgenden Empfehlungen gelten nur für den durchschnittlichen Verlauf. Durchschnittlich sind 20 bis 30 Bestrahlungen erforderlich. Meist empfiehlt es sich, täglich etwa zur gleichen Zeit zu bestrahlen. Es kann aber auch günstig sein, das Heimsolarium nur drei- bis viermal wöchentlich zu benutzen oder nach beginnender Rückbildung der Hautkrankheit nur jeden zweiten oder dritten Tag zu bestrahlen.

Die erste Bestrahlung soll mit einer UV-Menge erfolgen, die auch an den empfindlichen, sonnenungewohnten Stellen der Haut keinen Sonnenbrand auslöst. Die entsprechende Bestrahlungszeit kann man nicht ohne weiteres angeben. Sie hängt von vielen Umständen ab: u. a. Hauttyp, Jahreszeit, Lichtgewöhnung, aber auch vom Typ und von der Leistung des verwendeten Gerätes. Deshalb sollte man diese wichtige Frage mit dem Arzt besprechen. Im Zweifelsfalle wird er Ihre individuelle UV-

Empfindlichkeit testen. Im Verlauf der Behandlungsserie wird die Bestrahlungszeit gesteigert. Das ist schon wegen der Bräunung und Lichtgewöhnung erforderlich. Wenn mit dem Arzt nicht anders vereinbart, empfiehlt sich eine Verlängerung der Bestrahlungszeit um jeweils 10 Prozent (Hauttyp II) bzw. 20 Prozent (Hauttyp IV).

Vorsicht, Sonnenbrand!

Wenn Sie zu lange bestrahlt haben, bekommen Sie einen Sonnenbrand. Der Sonnenbrand ist 8 Stunden nach der Bestrahlung voll ausgebildet, bei starker Überdosierung früher. Dann müssen Sie einen Arzt aufsuchen! Nach einem milden Sonnenbrand legen Sie eine Bestrahlungspause von ein bis zwei Tagen ein. Dann führen Sie die UV-Behandlung mit der letzten (!) Bestrahlungszeit weiter.

Augenschutz

Eine Schutzbrille gehört auf jeden Fall dazu, auch wenn das in der Bedienungsanleitung nicht ausdrücklich gefordert wird. Bei zeitgemäßen Phototherapiegeräten ist die Gefahr der Hornhautentzündung infolge Einwirkung kurzwelliger UV-Strahlung (Verblitzen) nahezu null. Aber auch wenn ein UV-Gerät nur Strahlung von der Art des Sonnenscheins abgibt, kann nicht mit Bestimmtheit gesagt werden, ob das nicht doch zur langsamen Trübung der Linse (grauer Star) beitragen kann. Und schließlich ist ja Ihr Augapfel nicht an Schuppenflechte erkrankt und muß deshalb auch nicht bestrahlt werden. Zum Augenschutz genügt eine gute Sonnenbrille mit Seitenschutz. Aus kosmetischen Gründen können anstelle der Sonnenbrille auch kleine, nur den Augapfel bedeckende Schalen (Goggles) verwendet werden.

Ergänzende Handlungen

Nach der UV-Behandlung eincremen

UV-Licht trocknet die Haut aus. Nach der Bestrahlung empfiehlt sich deshalb das Auftragen einer fettenden Basissalbe. Durch vorheriges Baden kann die Wirksamkeit der UV-Bestrahlung noch gesteigert werden. Besonders günstig ist es, wenn man die Bestrahlung mit noch vom Baden nasser Haut durchführt. Die UV-Bestrahlung kann mit vielen anderen therapeutischen Verfahren kombiniert werden. Vermeiden Sie jedoch die Anwendung von lichtsensibilisierenden Teerpräparaten.

Verbote für eine UV-Heimbehandlung

Jede Art von UV-Therapie ist streng verboten, wenn Sie an Xeroderma pigmentosum, Porphyrie oder Lupus erythematodes leiden. Andere Krankheiten werden durch UV-Bestrahlung oft verschlimmert (Rosazea, akute Schilddrüsenerkrankungen, schlecht eingestellter Bluthochdruck). Patienten vom Hauttyp I sollten auf jegliche UV-Therapie verzichten. Manche Medikamente können die Lichtempfindlichkeit verstärken. Fragen Sie Ihren Hautarzt. Unter der Einnahme der Antibabypille und mehr noch in der Schwangerschaft kann die Haut stärker auf UV-Licht reagieren. Das ist kein Anlaß für ein absolutes Verbot. Sie sollten aber vorsichtig sein, um fleckige Pigmentierungen im Gesicht (Chloasma uterinum) zu vermeiden. Im Zweifelsfalle muß immer ein Arzt gefragt werden.

Antibabypille, Schwangerschaft

Kontrolle durch den Erkrankten

Führen Sie Buch über die UV-Heimbehandlung: tägliche Bestrahlungszeit, Zeitpunkt der Besserung oder eventueller Hautreizung, Störungen am Gerät, ungewohnte Hauterscheinungen. Letztere sollten Sie dem Hautarzt zeigen.

Kontrolle durch den Arzt

Das Konzept der ärztlich kontrollierten Heimbehandlung beinhaltet, daß der behandelnde Arzt zumindest vor der Bestrahlungsserie und etwa 4 Wochen später konsultiert wird. Der Arzt legt Bestrahlungszeit und -rhythmus fest, kontrolliert Wirkungen und Nebenwirkungen und sagt dem Patienten, wann er die Bestrahlungsserie beenden sollte.

Phototherapie auf dem behaarten Kopf

So schön ein dichter Haarschopf auch ist, die Phototherapie des Haarbodens behindert er sehr. UV-Licht vermag dichtes Kopfhaar kaum zu durchdringen. Manche Psoriasiskranke trennen sich deshalb für die Zeit der Behandlungsserie kurzerhand von ihrer Haarpracht. Das ermöglicht auch die oft erforderliche zusätzliche Dithranolbehandlung. Wem solch rigoroses Vorgehen nicht liegt, der kann einen sogenannten **Psoriasiskamm** benutzen. Diesen Spezialkamm ließ sich *G. Saalmann* (Herford) einfallen. Jetzt bedauert er seine Wortprägung »Psoriasiskamm«, weil sie vermuten läßt, daß man mit dem Gerät im üblichen Tempo einfach so kämmt. Und das wäre viel zu schnell. Also, ganz langsam kämmen! Es gibt mehrere Fabrikate. Das Prinzip besteht darin, daß an einer kleinen UV-Quelle ein kammartiges Gebilde angebracht ist, dessen Zinken während der Bestrahlung immer wieder andere Teile des Haarbodens freilegen. Der Psoriasiskamm wird langsam über die befallenen Stellen geführt. Dabei bemüht man sich, alle Stellen etwa gleich lang zu bestrahlen. Es wird täglich über einen Zeitraum von vier bis sechs Wochen behandelt. Wenn vom Hersteller nicht anders empfohlen, beginnt man mit fünf Minuten und steigert nach Verträglichkeit bis auf etwa 20 Minuten. Einige Krankenkassen übernehmen bei langfristiger Behandlungsbedürftigkeit auf ärztlichen Antrag die Kosten für einen Psoriasiskamm.

Glatze oder Psoriasiskamm

Man kann den behaarten Kopf auch mit einem Teilkörperbestrahlungsgerät behandeln. Dazu wird der Rest des Körpers mit Tüchern abgedeckt, und man setzt sich unter das Gerät. Eine zweite Person zieht mit einem Kamm nacheinander Scheitel über den Haarboden, so daß schließlich alle befallenen Stellen UV-bestrahlt werden. Natürlich muß die zweite Person UV-undurchlässige Handschuhe tragen. Das Scheiteln erfordert Geschick und Erfahrung.

Phototherapie der Nagelpsoriasis

Auch die Finger- und Zehennägel lassen nur einen Bruchteil des UV-Lichtes passieren. Deshalb reagieren unter den Nägeln gelegene Schuppenflechteherde (Ölflecke, siehe Kapitel »Nagel- und Haarveränderungen«, S. 25) so gut wie nicht auf die übliche Phototherapie. Da man auch mit Salben kaum an das Nagelbett herankommt, sind spezielle Geräte von Nutzen, mit denen man das UV-Licht auf die Nagelplatte konzentrieren kann. Täglich, über vier bis sechs Wochen, werden nacheinander die Nägel behandelt. Das UV kommt aus einem Lichtleiter, mit dem man aus geringer Entfernung (z. B. 3 cm) auf die Nagelplatte zielt. Auf den Ölfleck wirkt nur der den Nagel durchdringende Anteil des auftreffenden UV-Lichtes. Deshalb muß die von diesen Spezialgeräten abgegebene UV-Menge wesentlich größer sein als die der üblichen Ganzkörperbestrahlungsgeräte. Das schon von der Nagelplatte absorbierte UV-Licht hilft nicht gegen Schuppenflechte. Es erwärmt aber den Nagel und begrenzt damit die Bestrahlungszeit. In dem Moment, in dem der Nagel unangenehm warm wird, muß man die Bestrahlung abbrechen. Wenn man so verfährt, liegt die Bestrahlungszeit pro Fingernagel etwa zwischen 5 und 30 Sekunden. Um die angrenzende gesunde Haut nicht zu überlasten, sollte man die Umgebung der Fingernägel mit Zinkpaste oder einem guten Lichtschutzmittel abdecken.

Nagelbehandlung

Balneophototherapie

Unter Balneophototherapie (balneus lat. zum Meere gehörig) versteht man die Kombination von Baden in salzhaltigem Wasser und UV-Bestrahlung. Schon im klassischen Altertum wußte man um die günstigen Wirkungen des Meereswassers bei Schuppenflechte. Im Laufe der Zeit entwickelten sich unterschiedliche Behandlungsmethoden mit sehr ähnlich klingenden Bezeichnungen. Deshalb müssen Sie sich erst einmal einige Erklärungen gefallen lassen.

Unter **Hydrotherapie** (hydro griech. das Wasser) versteht man die Anwendung von blankem Wasser und die vom Wasser vermittelten Temperaturreize zu Heilzwecken. Ein typisches Beispiel hierfür sind die bekannten Kneippschen Güsse.

Als **Thalassotherapie** (thalassa griech. das Meer) bezeichnet man im engeren Sinne der Definition das Baden im freien Meer. Meist meint man jedoch damit die heilende Wirkung des Meeresküstenklimas.

Bei der **Balneotherapie** kommen mechanische, thermische, mineralische, in ganz speziellen Fällen sogar radioaktive Komponenten zur Wirkung. Im weiteren Sinne versteht man unter **Balneologie** die Lehre von den natürlichen Heilwässern, Heilgasen und Peloiden (pelos griech. der Schlamm). Im Zusammenhang mit der **Balneophototherapie** wurde letztere Definition nochmals erweitert. Das Salzwasser muß nicht unbedingt natürlichen Ursprungs sein (Sole). Es kann auch aus natürlichem Wasser und natürlichem Salz zubereitet werden.

Wasser allein kann viel

Schon das Wasser allein kann heilende Wirkungen zeigen. Baden und Duschen helfen beim Entfernen der Schuppen und mildern die Entzündung. Allerdings wirken Baden und Duschen auf die Haut auch entfettend (Eincremen hinterher nicht vergessen!). Salzwasser übt diese Effekte in verstärkter Weise aus und beruhigt zudem den Juckreiz. Dabei spielen Art und Menge des Salzes eine Rolle. Auch sehr hohe Salzkonzentrationen werden von der kranken Haut gut vertragen, z. B. 18 Prozent im Toten Meer. Die Hautärzte sind sich nicht darin einig, ob soviel Salz wirklich erforderlich ist. Einige sind der Meinung, daß ein Salzgehalt von zwei Prozent ausreicht.

Die natürlichen und künstlichen Salzlösungen enthalten in unterschiedlichen Anteilen vor allem Natrium-, Kalium-, Calcium-, Magnesium-, Chlorid-, Sulfat- und Bikarbonationen. Außerdem sind Spurenelemente enthalten, selten auch nennenswerte Mengen bedenklicher Stoffe wie Nickelionen. Radioaktive Inhaltsstoffe sind und waren zur Psoriasisbehandlung nicht üblich.

Magnesiumsalze

Es ist keineswegs entschieden, ob die heilsamen Wirkungen hauptsächlich von der Salzkonzentration abhängen (physikalischer Effekt) oder ob die chemische Natur der Salze ausschlaggebend ist (chemischer Effekt). Gegenwärtig wird der Frage nachgegangen, ob Magnesiumsalze besonders gut gegen Schuppenflechte wirken. Im Wasser des Toten Meeres sind Magnesiumionen mit 4,4 Prozent der Inhaltsstoff Nr. 1. Wenn Magnesium wirklich das Geheimnis (oder eines der Geheimnisse) der Heilerfolge am Toten Meer ist, dann kann man das gezielt für künstliche Sole oder auch Salben ausnützen. Wie dem auch sei, fest steht, daß das Baden in salzhaltigem Wasser dem Psoriasiskranken guttut. Noch besser ist die Kombination mit UV-Bestrahlung. Durch das Solebad werden die Voraussetzungen für die UV-Bestrahlung wesentlich verbessert. Diese Erkenntnis setzte als erster der Hautarzt *Dr. M. Ständer* (Bad Bentheim) in die Tat um. Die UV-Bestrahlung kann während des Badens oder anschließend erfolgen. Zwischen Bad und Bestrahlung sollen nicht mehr als zwei Stunden vergehen. Am besten ist jedoch, wenn man die UV-Bestrahlung mit tropfnasser Haut beginnt. Die bisher besprochenen Behandlungsmaßnahmen sind für alle Psoriasiskranken von Interesse. Deshalb wurden auch Alltagsprobleme und einfache Kniffs ausführlich geschildert. Im folgenden Kapitel wird eine knappe Beschreibung der Behandlungsverfahren gegeben, die nur für die etwa fünf Prozent an schwerer Schuppenflechte Erkrankten in Frage kommen.

Photochemotherapie (PUVA)

PUVA bei schwerer Psoriasis

Photochemotherapie wird bei bestimmten schweren Verläufen angewandt. Die besser bekannte Bezeichnung ist PUVA. Der Begriff setzt sich aus P (Psoralen) und UVA (langwelliges UV) zusammen.

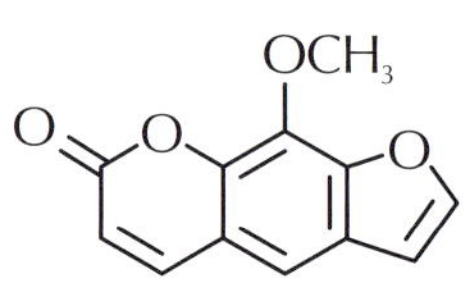

8-Methoxypsoralen

Das meistbenutzte Psoralen ist 8-Methoxypsoralen. Allein angewandt wirkt es nicht. In Kombination mit UV-Strahlung hat es eine kräftige antipsoriatische Wirkung. Vor der Bestrahlung wird 8-Methoxypsoralen entweder als Lösung auf die kranke Haut gepinselt, mit dem Badewasser der gesamten gebadeten Haut zugeführt oder als Tablette eingenommen. Die PUVA-Therapie wirkt auf Entzündung, immunologische Vorgänge und auf die Vermehrung von Hautzellen. Im Verlauf der Bestrahlungsserie pigmentiert die Haut meist stark.

PUVA-Therapie ist komplizierter als Phototherapie und deshalb nicht zur Heimbehandlung geeignet. Bei akuter Überdosierung kommt es zu sonnenbrandartigen Erscheinungen. An den Tagen der PUVA-Therapie nicht in die Sonne gehen! Bei der jetzt sehr beliebten PUVA-Bad-Therapie nimmt die Sonnenempfindlichkeit rasch ab. Nach chronischer Überdosierung wird die Haut scheckig. Spätestens dann sollte man auf eine andere Behandlungsmethode übergehen.

Vorzüge der PUVA-Therapie

In bezug auf die Wirkungsstärke ist die PUVA-Therapie durchaus den innerlichen Behandlungsmethoden vergleichbar. Der Vorzug der PUVA-Therapie besteht darin, daß die unmittelbaren Effekte auf die Haut begrenzt sind. Nimmt man 8-Methoxypsoralen als Tablette zu sich, so verteilt sich der Wirkstoff zunächst im Körper. Er gelangt über Magen und Darm in das Blut, die Leber, die Niere usw. Biologisch aktiv wird 8-Methoxypsoralen aber nur dort, wo es von ausreichenden UV-Mengen angeregt wird, d. h. in der Haut.

Außer der Haut ist auch das Auge der direkten UV-Bestrahlung zugänglich. Es besteht die Möglichkeit, daß 8-Methoxypsoralen in der Linse und im Glaskörper aktiviert werden könnte. Glücklicherweise kann der Wirkstoff wegen der nur mittelbaren Blutversorgung auch nur mittelbar in Linse und Glaskörper gelangen. Trotzdem muß man während der UV-Bestrahlung die Augen aus Sicherheitsgründen abdecken. Den im kosmetischen Sinne besten Effekt ermöglichen kleine Augenschalen, die nur die Lider bedecken und so eine gleichmäßige Bräunung des Gesichts ermöglichen. Noch besser ist es, wenn während der Bestrahlung Gesicht und Hals mit einem Handtuch bedeckt werden. So ersparen Sie sich auch ironische Bemerkungen von seiten Ihrer Arbeitskollegen und Vorgesetzten.

PUVA und Hautkrebs

Im Jahre 1991 kam aus den USA die Nachricht über Krebsentwicklung an den äußeren Geschlechtsorganen von einigen wenigen Männern, die Jahre zuvor u. a. auch mit PUVA behandelt worden waren. Daraufhin in Europa durchgeführte Recherchen konnten die amerikanischen Vermutungen nicht bestätigen. Im Zweifelsfalle muß man vorsichtig sein. Und deshalb sollte es zur Routine gehören, bei PUVA-Therapie von Männern die äußeren Geschlechtsorgane mit UV-undurchlässigem Material zu bedecken.

Die richtige Sonnenbrille

Nach der Einnahme von 8-Methoxypsoralen ist beim Aufenthalt im Freien eine geeignete Sonnenbrille zu tragen. Geeignet heißt in diesem Falle, daß die Sonnenbrille auch langwelliges UV-Licht zurückhält. Ein Augenarzt oder Optiker kann Ihnen sagen, welche gerade im Angebot befindlichen Glassorten hierfür geeignet bzw. ungeeignet sind. PUVA-Patienten sollen vor Behandlungsbeginn und bei wiederholten Serien in halbjährlichen Abständen zum Augenarzt gehen, damit eventuell beginnende Veränderungen früh erkannt werden können.

Der genaue Wirkmechanismus der PUVA-Therapie ist nur teilweise bekannt. Als diese Therapie zu Beginn der 70er Jahre eingeführt wurde, nahm man an, die antipsoriatische Wirkung käme allein durch die UV-provozierte Bindung von 8-Methoxypsoralen an Bestandteile des Zellkernes zustande. Jetzt weiß man um die Bedeutung der Bindung an zelluläre Membranen. In einigen Punkten ähnelt der Wirkmechanismus der PUVA-Therapie dem der einfachen Phototherapie. Schließlich wird bei beiden Verfahren UV-Licht angewandt. Deshalb ist auch bei PUVA-Therapie Eincremen mit fettender Basissalbe angebracht.

Vermutete Spätfolgen

Hinsichtlich eventueller **Spätfolgen** muß man bedenken, daß die PUVA-Therapie erst zu Beginn der 70er Jahre eingeführt wurde. Die Bezeichnung »Photochemotherapie« suggeriert dem Laborwissenschaftler, daß PUVA an Nukleinsäuren, d. h. der Datenbank unseres Körpers, ansetzen soll. Deshalb wurden in vielen Krankenhäusern PUVA-Patienten besonders sorgfältig nachkontrolliert. Und so erschienen in Fachzeitschriften Artikel, die sich vor allem mit dem Krebsrisiko befaßten. Amerikanische Epidemiologen veröffentlichten Zahlen, denen zufolge

PUVA das Hautkrebsrisiko vergrößert. Dem konnten europäische Hautärzte nicht zustimmen. Sie führten die unterschiedlichen Ergebnisse auf unterschiedliche Behandlungstechniken zurück. 1991 erschien in der angesehenen britischen Zeitschrift »The Lancet« ein aufsehenerregender Artikel, der wiederum über vermehrtes Auftreten von Hautkrebs nach PUVA-Therapie berichtete. Leicht erhöht war auch das Risiko, an Krebs innerer Organe zu erkranken. Dagegen fand sich kein Anhalt für eine Zunahme des gefürchteten malignen Melanoms. Leider konnte auch diese Studie von ihrer Anlage her nicht beweisen, ob diese Krebse wirklich durch PUVA verursacht waren. Die gleichen Patienten waren auch anderen krebsfördernden Einwirkungen ausgesetzt. Gleichwohl mahnen die Zahlen zur Vorsicht. PUVA-Therapie sollte wohlbedacht und nur bei schwerer Schuppenflechte eingesetzt werden. PUVA-Patienten müssen regelmäßig nachkontrolliert werden, um eventuell auftretende Hautkrebse oder deren Vorstufen unverzüglich entfernen zu können.

Lichtalterung und Hautkrebs – was tun?

Im vergangenen Kapitel haben Sie gelesen, welche bedeutende Rolle natürliche und künstlich erzeugte UV-Strahlung bei der Behandlung durch den Hautarzt spielt. Gewiß ist Ihnen auch bekannt, daß die Hautärzte vor UV-Strahlung warnen. Um diesen scheinbaren Widerspruch aufzulösen, soll auf diese Problematik noch etwas genauer eingegangen werden.

Ist Sonnenschein ungesund?

Jedesmal wenn in den Medien das Stichwort »UV« fällt, kann man unbesorgt eine Wette abschließen, daß äußerst bedrohlich klingende Meldungen folgen werden. Wurden die UV-Strahlen nur zu dem Zweck erschaffen, die Menschheit mit Hautkrebs und weiteren Plagen zu überziehen? Die Strahlung der Sonne ist ein wichtiger Umweltfaktor, und über andere Umweltfaktoren denken und sprechen wir differenzierter. Wir wissen, daß man im Wasser auch ertrinken und im Feuer auch verbrennen kann, auch daß zuviel Sauerstoff oder Wind tödlich sein können. Die Dosis, das wußten schon die alten Griechen, entscheidet, ob ein Mittel Gift oder Heilmittel ist.

Zweifellos fand die Menschwerdung in einer sonnenscheinreichen Umgebung statt. Dabei hat sich der Organismus den Auswirkungen des Sonnenscheins angepaßt. Gegen zu große Mengen von energiereichen UV-Strahlen entwickelten sich körpereigene Abwehr- und Reparatursysteme. Diese werden von zu großen Mengen an UV-Strahlung überfordert. Dagegen kann kurzfristige Besonnung – etwa 15–20 Minuten täglich – erwünschte Wirkungen hervorrufen. Letztere werden als biopositive Effekte bezeichnet. Der bekannteste biopositive Effekt ist der Start der Vitamin-D_3-Synthese, der nur in der besonnten Haut erfolgen kann.

In den letzten Jahrzehnten hat sich die Lebensweise vieler Menschen in den hochindustrialisierten Ländern geändert. Um nur einiges zu nennen: Es kam zu einer Zunahme von Freizeitaktivitäten unter der Sonne. Solarienbesuche wurden möglich. Der Urlaub in südlichen Gefilden wurde zur Massenbewegung. Der Aufenthalt im eigenen Garten verlängerte sich infolge verkürzter Arbeitszeit oder Arbeitslosigkeit. Der menschliche Körper wird einem Überangebot von UV-Strahlen ausgesetzt, das die körpereigenen Reparatur- und Abwehrsysteme überfordert. Vorzeitige Hautalterung und Krebsentstehung sind die Folgen. Diese Folgen werden heute oft dem sogenannten Ozonloch zugeschrieben. Bislang ist das persönliche Besonnungsverhalten ausschlaggebend, nicht das Ozonloch.

Molekularbiologie

Die Einwirkung von UV-Strahlen auf Lebewesen hinterläßt auch Spuren in deren Molekülen. Im Tierversuch ist UV-Strahlung ein kompletter Krebserzeuger. Das heißt, daß die Mitwirkung anderer Faktoren – z. B. Rauchen, krebsbegünstigende Chemikalien oder erbliche Voraussetzungen – nicht erforderlich ist. UV-Strahlung vermag sowohl stabile, in den Nukleinsäuren (dem Datenspeicher der Zellen) verschlüsselte, erbliche Information zu erzeugen als auch Zellvermehrung bis zum Vollbild der Bösartigkeit hervorzurufen. Durch direkte Aufnahme der Energie kurzwelliger UV-Strahlung (UVB) in die Nukleinsäuren entstehen unnatürliche Strukturen (Thymindimere), die die Erbinformation verfälschen können. Mit steigender Wellenlänge (UVA) geht die Bildung von Thymindimeren drastisch zurück. Brüche der Nukleinsäuren und Nukleinsäure-Eiweiß-Vernetzungen dominieren. Körpereigene Photosensibilisatoren (Riboflavin, Bilirubin, Porphyrine, auch der eigentlich vor Lichtschäden schützende Hautfarbstoff Melanin) und aus der Umwelt stammende (Farbstoffe, einige Medikamente, bestimmte

Chemikalien [aromatische Kohlenwasserstoffe], Pflanzenextrakte) nehmen UV-Energie auf und übertragen sie auch auf Nukleinsäuren. Die inakkurate Reparatur des Photoschadens der Nukleinsäure wirkt krebsauslösend, wenn sie zu stabilen Veränderungen in kritischen Genen führt.

Auswirkungen übertriebener Besonnung

Vorzeitige Alterung

Nicht der Sonne ausgesetzt, ist die Haut ein spät alterndes Organ. Die Gesichtshaut eines Zwanzigjährigen ist so alt wie die Gesäßhaut eines Sechzigjährigen. Vorzeitig altert die Haut also an den gewohnheitsmäßig unbedeckt getragenen Stellen: männliche Glatze, Ohren, Gesicht, besonders Nasenrücken und Jochbeingegend, Handrücken. Die lichtgealterte Haut ist faltig und verdünnt. Durch die verdünnte, verletzliche Oberhaut schimmern erweiterte kleine Blutgefäße. Auch gelblich-verdickte Abschnitte treten auf. Daneben finden sich dunklere Flecken und Aufhellungen. Im Mikroskop sieht man verdickte elastische Fasern, einen Verlust von kollagenen Fasern und unregelmäßig geformte Zellkerne. Das Ausmaß der Lichtalterung ist sowohl der Anzahl massiver UV-Bestrahlungen als auch der im Verlaufe des Lebens konsumierten UV-Menge proportional: Die Haut vergißt keinen Sonnenstrahl. Und ein einziger schwerer Sonnenbrand kann den Teint bleibend verderben.

Zunahme der Hautkrebse

Hautkrebs ist der bei weitem häufigste Krebs des Menschen. Die Neuerkrankungen nehmen seit Jahrzehnten ständig zu. Der gefährlichste Krebs ist das maligne Melanom, der schwarze Hautkrebs. Dieser nimmt seit den 30er Jahren weltweit jährlich um den Faktor 2,5 % zu. Die beiden häufigsten Hautkrebse heißen Basaliom und Spinaliom. Das Risiko, im Laufe des Lebens an einem Hautkrebs zu erkranken, beträgt für das Basaliom

31 %, für das Spinaliom 18 %. Das heißt, daß beinahe jeder zweite, der alt genug wird, von Hautkrebs befallen wird. Besonders gefährdet sind die UV-empfindlichen Hauttypen I und II (siehe Kapitel »Bestimmung des Hauttyps«, S. 78). Weitere Risikofaktoren sind energiereiche Strahlen (z. B. Röntgenstrahlen), chronische Hautschädigung (durch Hitze, Entzündung, mechanisch), Narben, einige Chemikalien (z. B. Arsen) und einige Medikamente.

Bei frühzeitiger Behandlung sind die Heilungsaussichten sehr gut. 95–99 % aller Basaliome und 90 % aller Spinaliome werden restlos geheilt. Beim malignen Melanom überleben weltweit 17–80 % der Betroffenen die der Operation folgenden fünf Jahre.

Hautkrebs früh erkennen

Auffällig und beunruhigend sind die zuletzt besprochenen Unterschiede der Heilungsaussichten beim malignen Melanom. Wesentlich für die Heilung ist die möglichst frühzeitige Entfernung des Krebses oder, noch besser, der Krebsvorstufe. Deshalb sollte ein Hautarzt aufgesucht werden, wenn ein neuer Leberfleck auftaucht oder ein bereits bestehender zu wachsen beginnt, den Farbton wechselt, juckt oder blutet.

Sonnenschutz und Sonnenschutzmittel

Epidemiologische Untersuchungen zeigen, daß exzessive UV-Belastungen der nicht sonnengewohnten Haut besonders gefährlich sind. Das größte Krebsrisiko wurde für diejenigen errechnet, die in der Kindheit mehrere schwere Sonnenbrände erlitten hatten. Es folgten die sogenannten Wochenend- und Urlaubssonnenbader. Maßvolles Besonnungsverhalten war mit dem geringsten Risiko verbunden.

Die wichtigste Sonnenschutzmaßnahme ist das Meiden übermäßiger Besonnung. Etwa die Hälfte der UV-Tagesmenge trifft die Erdoberfläche zwischen 10 und 14 Uhr. »Zwischen 10 und 14 nicht in die Sonne stürzen.« Zudem schützt zweckmäßige Kleidung: Sonnenhut, weite, luftige Hemden und Hosen. Auch am FKK-Strand sind langärmelige Hemden nicht verboten. Auch der leichteste Sonnenbrand muß unbedingt vermieden werden. In unseren geographischen Breiten erreicht man das, indem man die nicht sonnengewohnte Haut am ersten Tage nur 15–20 Minuten der Sonne aussetzt. An den folgenden Tagen wird je nach Verträglichkeit um jeweils 20–40 % gesteigert. Das ist nicht viel, rechnen Sie nach. Hauttyp II und besonders I sollten die Sonne strikt meiden.

Sonnenschutzmittel – auch Lichtschutzmittel genannt – erfreuen sich nicht nur bei Sonnenbadern großer Beliebtheit. Traditionell enthalten Sonnenschutzmittel Substanzen, die die Energie der UV-Strahlung aufnehmen und damit von der lebenden Haut fernhalten können. Im chemischen Sinne sind dies meist Benzochinone, p-Aminobenzoesäure- oder Zimtsäureabkömmlinge. Ein neuerer Typ von Sonnenschutzsubstanzen reflektiert die auftreffende UV-Strahlung. Chemisch handelt es sich um sehr feines (mikronisiertes), ummanteltes Titandioxid bzw. Zinkoxid. Die Stärke eines Sonnenschutzmittels wird mit dem Sonnenschutzfaktor (SPF, englisch *sun protection factor*) beschrieben. Der SPF definiert den Schutz vor Sonnenbrand unter genau vorgeschriebenen Bedingungen, vor allem bei der geeigneten Dicke der Salbenschicht. Das richtige Einsalben ist aber gar nicht so einfach. Viele tragen zuwenig auf, sparen Haaransatz und Augenumgebung aus oder vergessen schlichtweg die Ohren. In welchem Ausmaße Sonnenschutzmittel vor Hautalterung und -krebs schützen, ist Gegenstand aktueller Forschung. Der Gebrauch von Sonnenschutzmitteln berechtigt nicht zur Verlängerung des Aufenthaltes im Freien. Ihre Anwendung als zusätzlicher Schutz ist sehr zu empfehlen. Sonnenschutzmittel sollten ausreichend vor UVA und UVB schützen, lange haften und gut hautverträglich sein.

Hautkrebsrisiko der UV-Therapie

Die Renaissance der UV-Therapie der Schuppenflechte begann anfangs der 70er Jahre. Schon damals wußte man über die Risiken jeglicher UV-Bestrahlung gut Bescheid. Deshalb wurden von Anfang an möglicher Nutzen und Schaden sorgfältig abgewogen. Mit epidemiologischen Methoden wird das Schicksal UV-therapierter Psoriasiskranker sorgfältig verfolgt. Nach der Veröffentlichung dieser Studien entbrennt jedesmal ein wilder Expertenstreit. Das liegt u. a. daran, daß der Mensch keine Labormaus ist, bei der man die Auswirkungen einzelner Behandlungsmethoden wirklich isoliert untersuchen kann. Gerade an schwerer Psoriasis Erkrankte wurden oder werden auch mit zumindest theoretisch krebsauslösenden Stoffen wie Teer, Arsen und Methotrexat oder mit Röntgenstrahlen behandelt. Zum Glück gibt es Experten. Im Auftrag der Deutschen Dermatologischen Gesellschaft kümmert sich die Arbeitsgruppe »Photodermatologie« um alles, was mit UV und Haut zu tun hat. Die große Mehrheit der Experten schätzt die UV-Therapie als nicht oder wenig krebsgefährdend ein. »Die Phototherapien gehören zu den sichersten und effektivsten Therapien, die ambulant durchgeführt werden können.« (Professor G. Plewig, München)

Dagegen wird die Sicherheit der PUVA-Therapie (siehe Kapitel »Photochemotherapie«, S. 86) derzeit deutlich vorsichtiger bewertet. Die kombinierte Anwendung von 8-Methoxypsoralen-Tabletten und UVA-Bestrahlung soll bei sehr häufigem Gebrauch Basaliome und Spinaliome verursachen können. Krebsentwicklung wurde nach kumulativen Dosen von mehr als 2000 J/cm^2 beobachtet. Obwohl auch diese Studie nicht unwidersprochen blieb, sollte PUVA-Therapie nach wie vor nur bei sehr schwerer Psoriasis angewandt werden. Die Arbeitsgruppe Photodermatologie empfiehlt höchstens 30 PUVA-Behandlungen pro Jahr und eine maximale kumulative Dosis von 200 J/cm^2. Ob bei Zuführung des 8-Methoxypsoralens mit dem Badewasser (PUVA-Bad-Therapie, siehe dort) großzügiger verfahren werden kann, wird die Zukunft zeigen. Bis dahin sollte so vorsichtig wie bei der Tabletteneinnahme verfahren werden.

Es sei noch angemerkt, daß sich der Psoriasiskranke hinsichtlich der Früherkennung von Hautkrebs und dessen Vorstufen sogar in einer privilegierten Situation befindet. Seine Körperoberfläche wird vom Hautarzt regelmäßig inspiziert. Und wenn letzterer das wirklich einmal vergessen sollte, dann bitten Sie ihn zweimal jährlich darum, die gesamte Haut nach krebsverdächtigen Stellen abzusuchen.

Innerliche Behandlung

Photo- und Photochemotherapie wirken auf die Haut. Die Haut ist die Grenze und Brücke zwischen inneren Organen und Umwelt. In der Haut sind auch wesentliche Anteile des Immunsystems stationiert. Es ist deshalb nicht verwunderlich, daß Manipulationen am Hautorgan – z. B. mit ultravioletter Strahlung – auch Veränderungen an inneren Organen auslösen können. Das bezeichnet man als systemische Wirkungen.

Bei schwerer Schuppenflechte kann es erforderlich werden, mit Tabletten oder Spritzen innerlich zu behandeln. Bis jetzt gibt es auf der ganzen Welt kein Medikament, das speziell gegen Psoriasis wirkt und dabei den übrigen Organismus unbehelligt läßt. Deshalb können bei innerlicher Behandlung unerwünschte Nebenwirkungen an gesunden Organen auftreten (Leber, Niere, Knochenmark u. a.). Innerliche Behandlung ist sicher, wenn durch regelmäßige Kontrolle – meist Blutuntersuchungen – frühe Anzeichen von Organüberlastung oder einsetzender Schädigung erfaßt werden. Die modernen Labormethoden ermöglichen es, den Schaden so früh zu erkennen, daß er durch geeignete Maßnahmen – meist reicht Wechsel der Therapie aus – völlig repariert werden kann. Innerliche Behandlung ist zeitaufwendig. Es gehören mindestens zwei Personen dazu: der erfahrene Arzt und der aufgeklärte, aktiv mitarbeitende Patient.

Innerliche Behandlung gut kontrollieren

Nachfolgend werden die wichtigsten Methoden innerlicher Behandlung kurz skizziert. Dieses Kapitel brauchen Sie nur zu lesen, wenn der Erkrankungsverlauf Ihrer Schuppenflechte außergewöhnlich schwer ist. Jedes Medikament hat seine Vorzüge, aber auch Einschränkungen und Nachteile, ja sogar Gefahren.

Kortikosteroide

Kortikosteroide nur als Notbremse

Nach der Einnahme von Kortikosteroid-Tabletten, z. B. Prednisolon, schmelzen die akuten Erscheinungen der Schuppenflechte dahin wie Schnee in der Sonne. **Aber:** Wegen der allgemeinen und örtlichen Wirkungen dieser Hormone kann man Kortikosteroide nur zeitlich begrenzt einnehmen. Und nach dem unvermeidlichen Abbruch dieser Therapie bricht die Schuppenflechte unverzüglich wieder aus. Das wird als **Rebound-Phänomen** bezeichnet (rebound engl. der Rückschlag). Aber es kommt noch schlimmer: Oft ist dann der Verlauf der Schuppenflechte schwerer als zuvor. Deshalb sind Kortikosteroide nur als Notfalltherapie bei anders nicht beherrschbarer Erkrankung erlaubt. Als Nebenwirkungen sind u. a. Geschwüre im Magen und Darm, Provokation der Zuckerkrankheit, Entkalkung der Knochen, Aufflammen bakterieller Entzündungen und psychotische Zustände möglich.

Nichtsteroidale Antiphlogistika

Das Wort »nichtsteroidal« besagt, daß diese Medikamente kein Kortikosteroid enthalten. Das ist schon mal gut. »Antiphlogistika« sind Stoffe, die eine Entzündung bekämpfen (anti lat. gegen; phlogizein griech. brennen, entzünden). Nichtsteroidale Antiphlogistika wirken vor allem gegen die Entzündung an den Gelenken. Da sie in den Arachidonsäurestoffwechsel eingreifen (siehe Kapitel »Die Arachidonsäurehypothese«, S. 43), sind auch ungünstige Rückwirkungen auf den Gesamtverlauf möglich. Je nach Schwere und Schmerzhaftigkeit der Psoriasis arthropathica werden vor allem Diclofenac, Piroxicam oder Indometazin angewandt. Bei längerer Anwendung müssen Leber und Blutbild regelmäßig kontrolliert werden.

Methotrexat (MTX)

MTX gehört zu den Medikamenten, die die Zellvermehrung bremsen (Zytostatika). Innerhalb dieser Gruppe ist es dasjenige, mit dem die Hautärzte die meisten Erfahrungen sammeln konnten. Selbst viele Fälle von sehr schwerer Schuppenflechte können durch MTX innerhalb weniger Wochen unter Kontrolle gebracht werden. Wenn die Wirkung nichtsteroidaler Antiphlogistika (siehe oben) nicht mehr ausreicht, wird es bei Psoriasis arthropathica über Monate und Jahre in möglichst geringer Menge eingesetzt. Hinsichtlich der Nebenwirkungen muß vor allem die Belastung der Leber berücksichtigt werden. Regelmäßige Kontrolle der Leberwerte und der weißen Blutkörperchen ist erforderlich. Im Zweifelsfalle kann der Zustand der Leber nur durch mikroskopische Untersuchung sicher bewertet werden (Leberbiopsie). Häufig ist vorübergehende Übelkeit eine lästige Begleiterscheinung der MTX-Behandlung.

Leber und Blut kontrollieren

Etretinat (Tigason®) und Acitretin (Neotigason®)

Etretinat oder das neuere Acitretin werden in der Regel mit anderen Behandlungsmethoden kombiniert, z. B. mit Dithranol-, UV- oder PUVA-Therapie. Solche Kombinationen sind sehr wirksam. Eine Schwangerschaft darf während und bis zwei Jahre nach der Etretinat- oder Acitretinbehandlung nicht eintreten. Die Medikamente verbleiben gewöhnlich lange im menschlichen Körper. Bei Leber- oder Nierenfunktionsstörungen, Zuckerkrankheit und hohen Blutfettwerten dürfen sie nicht eingesetzt werden. Unvermeidliche Begleiterscheinung ist die Trockenheit von Lippen-, Mund- und Nasenschleimhaut. Oft steigen während der Behandlung die Blutfette an. Vorübergehender Haarausfall kommt vor.

Ciclosporin (Sandimmun®, Optoral®)

Über Ciclosporin wissen die Transplantationsärzte seit langem gut Bescheid. Insbesondere die langfristigen Ergebnisse von Nierentransplantationen konnten dank Ciclosporin wesentlich verbessert werden. 1979 überprüfte man die Wirkung von Ciclosporin bei Rheumatoidarthritis (Gelenkrheumatismus). Es wirkte verblüffend rasch auf die Hauterscheinungen von Patienten mit Psoriasis arthropathica. Ciclosporin greift in die Regulation der T-Zellen ein (siehe Kapitel »Die immunologische Hypothese«, S. 43). Von Anfang an wurde die hervorragende Wirksamkeit gelobt, selbst schwerste Schuppenflechte »schmolz dahin wie Schnee in der Sonne«. Vielleicht erinnern Sie diese Worte an einen ähnlich poetischen Ausspruch, wonach die Schuppenflechte »im Feuer des Dithranols verbrennt« (siehe Kapitel »Wirkstoffe in Salben«, S. 59). Das »Dahinschmelzen der Plaques« muß im kritischen Zeitgenossen den Verdacht aufkeimen lassen, ob die Ciclosporin-Behandlung nicht etwa eine verkappte innerliche Kortikosteroidtherapie sei. Keine Angst, trotz einiger Gemeinsamkeiten – schließlich wirken beide auf das Immunsystem – unterscheiden sie sich in einem ganz wesentlichen Punkt: **Ciclosporin führt nicht zum Rebound-Phänomen** (siehe Kapitel »Kortikosteroide«, S. 98). Nach dem Absetzen des Medikaments bildet sich die Schuppenflechte langsam wieder aus. Hinsichtlich unerwünschter Nebenwirkungen ist die Niere das wohl am meisten gefährdete Organ. Weiter kann sich der Blutdruck erhöhen, das Zahnfleisch verdicken, und die Blutfette können ansteigen. Diese Nebenwirkungen bildeten sich wieder zurück, wenn sie frühzeitig erkannt wurden und das Medikament in seiner Dosis verringert oder abgesetzt wurde. So wie Methotrexat (siehe Kapitel »Methotrexat/MTX«) die Leber belastet, belastet Ciclosporin die Nieren.

Klinische Studien zu den Wirkungen und Nebenwirkungen von Ciclosporin bei Psoriasis werden seit nunmehr 15 Jahren durchgeführt. Es wurden viele und wichtige Daten zur Wirksamkeit und zu den möglichen Nebenwirkungen von mehr als 1000 Psoriasiskranken gesammelt und ausgewertet. Die Effektivität der Behandlung ist erwiesen, ebenso die relative Sicherheit bei bis zu zwei Jahren Behandlungszeit. Zu den Langzeitrisiken speziell bei Psoriasis kann noch nicht abschließend Stellung genommen werden. Entsprechende Erfahrungen sind immer noch zeitlich begrenzt. Deshalb ist bis auf weiteres eine sorgfältige Überwachung aller mit Ciclosporin behandelten Psoriasiskranken obligatorisch.

Ciclosporinbehandlung kommt in Betracht, wenn

- örtliche Behandlung und Phototherapie versagt haben und
- bei schwerer Psoriasis der therapeutische Nutzen größer ist als mögliche Risiken einer Ciclosporinbehandlung.

Ciclosporin sollte nicht gegeben werden, wenn

- wegen weiterer Erkrankungen Medikamente gegeben werden, die mit Ciclosporin Wechselwirkungen eingehen können, oder die Gefahr anderer Nebenwirkungen groß ist,
- gleichzeitig die Nieren belastende, immunsuppressive oder zellschädigende Medikamente gegeben werden,
- gleichzeitig UV- oder PUVA-Therapie durchgeführt wird,
- eine bösartige Krebserkrankung vorausgegangen ist oder vorliegt,
- Infektionen bestehen,
- das Immunsystem geschwächt ist,
- innere Organe (vor allem Nieren) chronisch oder schwer geschädigt sind,
- ein unkontrollierter Bluthochdruck besteht,
- Tabletten- oder Alkoholmißbrauch anzunehmen ist.

Übermäßiges Sonnenbaden und nichtsteroidale Antiphlogistika (siehe das Kapitel gleichen Namens, S. 98) sollten gemieden werden. Während der Ciclosporinbehandlung sind regelmäßige Kontrolluntersuchungen durch den Hautarzt erforderlich, der insbesondere

- die Haut gründlich untersucht,
- den Blutdruck mißt und
- Blut für Laboruntersuchungen abnimmt (vorher nichts essen!).

Die Kontrolluntersuchungen dienen dazu, den Heilungsverlauf zu beurteilen, Nebenwirkungen frühzeitig zu erkennen und die weitere Behandlung festzulegen. Zusätzlich kann die Haut mit Pflegesalben oder -cremes unterstützend behandelt werden. Die Kombination mit wirkstoffhaltigen Salben (z. B. Dithranol, Kortikosteroid) ist in der Regel nicht erforderlich.

Fumarsäureester (Fumaderm®)

Die Tablettenbehandlung mit Fumarsäureestern kommt aus der Praxis (Dr. *W. Schweckendiek,* Dr. *G. N. Schäfer*). Erst in jüngster Zeit haben sich auch Hautkliniken von Universitäten und Hochschulen ihrer angenommen, um den vom Gesetzgeber geforderten Wirksamkeitsnachweis zu führen (Doppelblindstudie). Mit bestem Erfolg.

Die Fumarsäureester-Behandlung ging von der wohl unzutreffenden Hypothese aus, daß bei Schuppenflechte eine Störung im Abbau der Kohlenhydrate vorliegt. Der Zitronensäurekreislauf soll gestört sein. Um diesen weiterführen zu können, benötigt der Körper zusätzliche Fumarsäure. Die Fumarsäure selbst ist wirkungslos, weil sie nicht aus dem Magen in die Körperzellen gelangen kann. Das vermögen aber einige Verbindungen der Fumarsäure, die Fumarsäureester.

Fumarsäureester wirken auch immunsuppressiv (siehe Kapitel »Die immunologische Hypothese«, S. 43). Besonders in der Anfangsphase der Behandlung sind subjektive und objektive Nebeneffekte häufig: Rötung der Haut mit Hitzegefühl, Magenbeschwerden, Durchfälle, Veränderungen im Blutbild. Letztere werden – wie bei MTX – als Anzeichen der antipsoriatischen Wirkung angesehen. Bei hohen Dosen kann die Nierenfunktion vorübergehend gestört werden. Fumarsäureester werden zunächst »zum Angewöhnen« in kleinen Dosen gegeben (Fumaderm® initial), dann wird schrittweise gesteigert. Dabei verschwinden die geschilderten unangenehmen Symptome der Anfangsphase in der Regel. Durchhalten, es lohnt! Nach dem heutigen Wissensstand unterdrücken Fumarsäureester bei sachgemäßer Anwendung in vielen Fällen die mittelschwere bis schwere Schuppenflechte effektiv, ohne ernsthafte Spätfolgen zu verursachen.

Besondere und neue Behandlungsmethoden

Über die Schuppenflechte wird intensiv geforscht. Daraus resultieren auch neue Behandlungsverfahren. Berichte über echte oder angebliche therapeutische Fortschritte können aus den unterschiedlichsten Quellen kommen: Forschung, Selbstbeobachtung, Volksmedizin, Naturheilkunde, unerwartet günstige (!) Nebenwirkungen alter oder neuer Medikamente, Fehlinterpretation spontaner Rückbildung oder auch schlichtweg Sensationshascherei vordergründiger Geschäftemacher. Es ist dem Betroffenen nicht übelzunehmen, wenn er versucht, sich an einen Strohhalm zu klammern. Auch der Fachmann kann sich irren. Die Medizingeschichte zeigt, daß viel Wertvolles verlacht, bekämpft oder vergessen wurde.

Quellen des Fortschritts

Die Forschung hat vor allem in den letzten Jahrzehnten einen Berg von Ergebnissen und Erkenntnissen aufgehäuft, die nur schrittweise eingeordnet und verallgemeinert werden können. Das läßt ab und an Raum für fundamental subjektive Irrtümer. Konstruieren wir ein Beispiel:

1. Urlauber am Meer, der jeden Sonnenstrahl auszunutzen trachtet, Sonnenbrand und -stich in Kauf nimmt, nur um rasch »schön braun« zu werden.
2. Krebsforscher, der UV-Strahlung zum Auslösen von Krebs bei weißen Mäusen benutzt. Für ihn steht fest, daß UV-Strahlung zuallererst ein Krebserzeuger ist.

Beide irren – jeder auf seine Weise –, weil sie nicht ausreichend informiert sind über die Wirkung der UV-Strahlung auf die gesunde oder kranke menschliche Haut. Und genau darauf kommt es bei allen Behandlungsmethoden an. Wirksamkeit und Risiko müssen ausreichend geprüft worden sein. Deshalb kann man nicht ohne weiteres ein noch so überzeugend angepriesenes Behandlungsprinzip übernehmen. Der Weg von der

Von der Chemikalie zum Medikament

Chemikalie zum neuen Medikament ist lang und mit allen erforderlichen Prüfungen gespickt. Bei der Bedeutung der Gesundheit kann sich kein Gesundheitsminister der Welt in dieser Frage Subjektivismus leisten. Besondere Aufsichtsbehörden entscheiden über Prüfung und eventuelle Zulassung neuer Medikamente. Diese Behörden regeln in Zusammenarbeit mit den zuständigen Fachleuten die Zulassung neuer Medikamente. Auch anderswo bereits zugelassene Medikamente können nicht einfach übernommen werden. Selbst für bestimmte Krankheiten (Indikationen) bereits zugelassene Medikamente können nicht ohne weiteres zur Behandlung ganz anderer Krankheiten eingesetzt werden. Das hängt wiederum vor allem mit den Risiken zusammen. So kann man zur Behandlung schwerer, lebensbedrohlicher Zustände Risiken in Kauf nehmen, die bei einer langwierigen Krankheit wie die Psoriasis nicht vertretbar sind. Die Einführung einer neuen Behandlungsmethode ist schwierig und erfordert viel Verantwortungsbewußtsein.

Experimentelle Therapie

Eine sozusagen auf Widerruf zugelassene Methode wird als **experimentelle Therapie** bezeichnet. In diesem Status befinden sich gegenwärtig Verfahren, die ähnlich wie eine künstliche Niere funktionieren (Peritonealdialyse, Hämoperfusion, Hämofiltration, Hämosorption, Photophorese). Auch mit chemisch oder physikalisch erzeugter Überwärmung (Hyperthermie) versucht man, die Schuppenflechte zu bessern. Akupunktur, Masernimpfstoff, neue Immunsuppressiva, Immunmodulation, Vakzimierung (Impfung), UV-Blutbestrahlung, Antioxydantien, neue photochemische Systeme, Vitamine und Vitaminhemmer, Antifibrinolytika, Diäten – vieles wird versucht.

Jetzt kommen wir zu einem ausgesprochen heiklen Thema. Jede neue Behandlungsmethode muß ja definitiv irgendwann einmal zum ersten Mal an Kranken angewandt werden. Das ist ein schwerer Schritt. Bei noch so sorgfältiger Vorbereitung muß doch immer eine wesentliche Voraussetzung erprobter Behandlung entfallen – die jahrelange ärztliche Erfahrung mit dem Medikament. Deshalb hat der Gesetzgeber immer strengere Vorschriften für verbindlich erklärt. Auch bei deren striktem Befolgen bleibt immer ein Restrisiko. Die größten Schwierigkeiten macht die Voraussage unerwünschter Spätfolgen. Ein schlimmes Beispiel aus der Geschichte der Psoriasisbehandlung ist die Entstehung von Hautkrebsen Jahrzehnte nach der Einnahme von Arsenlösung oder -tabletten (Fowlersche Lösung; pillulae asiaticorum – asiatische Pillen). Minimale Mengen von Arsen wurden seit Jahrhunderten mit bestem Erfolg von Roßtäuschern und als »Verjüngungsmittel« alternden Menschen gegeben. In beiden Fällen funktionierte das zumindest äußerlich. Insbesondere erschienen die derart behandelten Pferde feuriger, und die Augen bekamen den früheren Glanz zurück. Auch bei der Schuppenflechte wirkte Arsen recht gut. Es dauerte Jahrzehnte, bis man erkannte, daß sich bei praktisch jedem Psoriasiskranken, der über längere Zeit Arsen eingenommen hatte, viel später Hautkrebsvorstufen oder Hautkrebse entwickelten. Im allgemeinen sind Psoriasiskranke für therapeutische Neuerungen sehr aufgeschlossen. Sie tun das aus Verantwortungsgefühl ihren Leidensgefährten gegenüber. Wenn Sie an einer Studie teilnehmen wollen, sollten Sie beachten, daß

Arsenkrebs

Klinische Studien

- die Teilnahme freiwillig ist,
- Sie darüber informiert werden müssen, daß es sich um eine Studie handelt,
- Sie jederzeit und ohne Angabe von Gründen die Teilnahme abbrechen können,
- Sie ausführlich, sowohl mündlich als auch schriftlich, über Sinn und Risiken aufgeklärt werden müssen,
- Ihre Teilnahme schriftlich bestätigt wird.

  Sie sollten fragen nach
- Art und Ausmaß des zusätzlichen Versicherungsschutzes für die Zeit während und nach der Studie,
- der Stellungnahme einer Ethikkommission,
- dem Ausgleich eventueller Mehraufwendungen ihrerseits.

Nachfolgend wird über noch umstrittene, vor allem aber über neue Behandlungsmethoden berichtet, die auf dem Wege zu anerkannten Methoden sind.

Fischöl

Im Kapitel »Die Arachidonsäurehypothese« (siehe S. 43) wurde auf die Bedeutung der körpereigenen, mehrfach ungesättigten Fettsäuren für den Krankheitsprozeß verwiesen. Vor allem auf dem sogenannten Lipoxygenaseweg entstehen Stoffe, die Zellteilung und Entzündung stimulieren. Theoretisch sollte die Ausprägung der Krankheit zurückgehen, wenn man dem Körper mit der Nahrung viele ungesättigte Fettsäuren anbietet, die nicht über den Lipoxygenaseweg abgebaut werden. Und das kann man mit speziellem Fischöl versuchen. Es handelt sich um eine milde, unterstützende Behandlung, deren Wirkungen erst nach Wochen eintreten. Das erforderliche Tagespensum von Fischölkapseln wird von einigen Psoriasiskranken als unzumutbar hoch angesehen. An Begleiterscheinungen ist mit gelegentlichem Aufstoßen und Fischgeschmack zu rechnen. Über die Wirksamkeit streiten sich die Experten. Die Langzeitverträglichkeit wurde noch nicht geprüft.

Milde, unterstützende Behandlung

Vitamin D_3

Ein Verwandter des Vitamin D_3 ist Calcipotriol, das in Salbenform angewendet wird und schon auf Seite 68 ausführlich besprochen wurde. Eigentlich ist Vitamin D_3 gar kein Vitamin, sondern ein Hormon. In der Haut entsteht es unter UV-Bestrahlung. An vielen Körperzellen befinden sich Rezeptoren für Vitamin D_3. Wenn sich das Vitamin an den Rezeptor einer Hautzelle bindet, dann faßt diese die Bindung als das Signal für »Umschalten auf weniger Zellteilung und mehr Zelldifferenzierung« auf (siehe Kapitel »Die Zellzyklusregulationshypothese«, S. 41, und »Die cAMP-Hypothese«, S. 42). Möglicherweise erklärt das zum Teil die antisporiatische Wirkung der UV-Strahlung. Bekanntermaßen stehen auch Vitamin-D_3-Tabletten zur Verfügung. Zur Behandlung der Schuppenflechte müßte man aber so große Mengen an Vitamin D_3 einnehmen, daß ernsthafte Nebenwirkungen unvermeidbar wären.

Homöopathie

Als Begründer der homöopathischen Heillehre gilt der Leipziger Arzt *Samuel Hahnemann* (1755–1843). Der Begriff ist aus den griechischen Worten »homoios« (gleichartig, ähnlich) und »pathos« (das Leiden) zusammengesetzt. Basis für diese Lehre ist die Annahme, schwache und mittlere Reize würden die Lebenstätigkeit fördern, starke und stärkste Reize sie dagegen hemmen oder gar aufheben. Zur Behandlung von Krankheiten werden nur solche Substanzen in niedrigen Mengen verabreicht, die in größeren Mengen beim Gesunden ein ähnliches Krankheitsbild hervorrufen. Die Verabreichung der Arzneimittel erfolgt in sehr starken Verdünnungen, die mit »D« (Dezimalpotenzen) bezeichnet werden. Dabei bedeutet D_1 eine Verdünnung von 1 : 10, D_2 von 1 : 100 usw. Als Norm schrieb Hahnemann die Verdünnung D_{30} vor. Der Autor muß eingestehen, daß er homöopathische Verfahren nicht anwendet. Aber schließlich gibt es allein in Deutschland etwa 8000 homöopathisch orientierte Ärzte, und schon daraus ergibt sich für den Leser, der sich für homöopathische Behandlung interessiert, ein Recht auf Information.

Zur homöopathischen Psoriasisbehandlung werden u. a. Schwefel, Arsen, Graphit, Kohlenwasserstoffe und Extrakte der Mahonie in starker Verdünnung verwandt. Die Auswahl des Präparates erfolgt individuell und soll sich am körperlichen wie seelischen Gesamtbild des Kranken orientieren. Durch homöopathische Mittel soll die Krankheit zunächst ganz leicht verstärkt werden, um damit die Selbstheilungskräfte zu wecken. Kritiker der Homöopathie reduzieren therapeutische Erfolge auf den Placebo-Effekt (lat. placebo – ich glaube). Nicht der Wirkstoff, sondern das Einnehmen der Arznei und der Glaube an sie oder den Therapeuten sei entscheidend.

In diesem Streit sollten Prüfungen der Wirksamkeit helfen. Solche werden gegenwärtig mit der für leichte und mittlere Psoriasis vorgesehenen homöopathischen Salbe Rubisan® durchgeführt. Auf das Endergebnis kann man gespannt sein.

Kur und Urlaub

Kuren dienen der Stabilisierung der Gesundheit. Das ist etwas ganz anderes als das bisher Gelesene. Bisher ging es vor allem um die Krankheit, deren Behandlung und selten auch um Vorbeugung. Zweifellos war die Philosophie der Kur von Anfang an – und vor der Prägung des Begriffes – ganzheitsmedizinisch orientiert. Das Kurwesen in seiner heutigen Form entwickelte sich in Europa erst nach dem Mittelalter. Als Wegbereiter der modernen Kur gilt der Schweizer *Arnold Rikli* (1823–1906), von dem der Ausspruch stammt: »Wasser allein tut's freilich, höher jedoch steht die Luft, und am höchsten das Licht.« Dennoch ist die Klimatherapie keine Erfindung der Neuzeit. Die Heilkraft des Meeresklimas wurde schon von *Hippokrates* (etwa 460 bis 370 v. Chr.) gepriesen. Die alten Germanen sollen ihre Kranken und Gebrechlichen im Frühsommer auf besondere Heilberge gebracht haben. Für den Psoriasiskranken ist das Besonnen der Haut ein wesentlicher Wirkfaktor der Klimakur. Aber Klima ist mehr als nur Sonnenschein. Sprichwörtlich ist die heilende Wirkung von Luft- und Tapetenwechsel. Klimatherapie ist ein komplexes Geschehen, das auf mehreren Ebenen wirkt und nicht durch willkürlich herausgegriffene Einzelheiten wie saubere Luft, Baden in Salzwasser, körperliche Aktivitäten, Vollwertkost, fehlenden Arbeitsstreß usw. erklärt werden kann.

Kur ist mehr als Urlaub

Durch Klimakuren wird der Gesamtverlauf der Schuppenflechte gemildert. Es konnte auch bewiesen werden, daß gerade bei schwerer Psoriasis die Zeiten von Erscheinungsfreiheit um so länger werden, je mehr Kuren absolviert wurden. Deshalb stehen auch die Krankenkassen den Kuren im großen und ganzen wohlwollend gegenüber.

Wo und zu welcher Jahreszeit sind Psoriasiskuren sinnvoll? Angeboten werden vor allem Kuraufenthalte an der Ost- und

Nordsee, im Mittel- und Hochgebirge und in sehr sonnenreichen Gegenden, z. B. am Toten Meer. Die erste Kur sollte nicht in ausgesprochenem Reizklima stattfinden. Steht die Heliotherapie (griech. helios – die Sonne) im Vordergrund, dann sollte die Kur im Sommer und an einem sonnigen Orte erfolgen. Allerdings sind auch einige Kurkliniken in unseren von der Sonne nicht gerade verwöhnten Breitengraden mit ausgezeichneten, ganzjährig nutzbaren Anlagen zur Sole- und Lichtbehandlung ausgerüstet (Balneophototherapie). Thalassotherapie (griech. thalassios – zum Meer gehörig) kann definitionsgemäß nur am Meer stattfinden.

Sehr zum Nutzen der Kranken hat sich in den letzten Jahren in einigen Kurorten der Unterschied zwischen Kur und Behandlungszentrum zunehmend verwischt. Das ist den in Kurorten gelegenen Rehabilitationskliniken (Reha-Kliniken) zu verdanken, die einerseits die Vorzüge des Kurortes bieten, andererseits auch über regelrechte Behandlungsmöglichkeiten verfügen.

Rehabilitationskliniken

Der Weg zur Kur kann dornenreich sein: Formulare, Formulare, Rücksprachen bei der Kasse, zusätzliche Untersuchungen beim Arzt. Da muß man durch. Gut beraten war man, wenn die Kurklinik folgenden Ansprüchen gerecht wurde:

- aufmerksame ärztliche Betreuung
- psychologisches Training, Krankenberatung
- alle Möglichkeiten zur klassischen Salbenanwendung
- physikalische Therapie (Schwimmbecken, Sauna, Sport, Packungen mit Schlick, Torf o. ä.)
- sinnvolle Kost
- häufiger und aktiver Aufenthalt im Freien
- stimmiges Ambiente (pardon für diese Modephrase).

Kur und Urlaub

Es braucht seine Zeit, bis der Kureffekt eintritt, und die üblichen drei bis vier Wochen sind dazu etwas knapp bemessen. Deshalb sollten Sie überlegen, ob sich die Kur durch einen Teil des Jahresurlaubs ergänzen läßt. Man kann sich auch im Kurort in einem Hotel oder einer Pension einmieten und die Kurklinik als sogenannter Externer nutzen. Überhaupt gelten für die Urlaubsgestaltung die gleichen Überlegungen wie für die Auswahl des Kurortes.

Berufsberatung

Berufsberatung ist auf Vorhersagen angewiesen. Leider läßt der Schweregrad der Schuppenflechte von Blutsverwandten keine Vorhersagen zu. Da die Hauterscheinungen zu verschiedenen Zeiten recht unterschiedlich sein können und Spontanheilungen möglich sind, werden für die Berufsberatung der bisherige Verlauf und der gegenwärtige Zustand zugrunde gelegt. Dabei kann im allgemeinen davon ausgegangen werden, daß die Psoriasis kein Grund ist, den auserwählten Beruf nicht anzustreben. In speziellen Fällen gibt es aber Einschränkungen. So können Hautveränderungen an den Händen die Ausübung von Berufen erschweren, bei denen kräftiges Zupacken oder Kontakte mit Lösemitteln, Säuren oder Laugen erforderlich sind. Das gilt vor allem, wenn der Befall der Hände stark entzündlich ist und deutliche Nagelveränderungen und/oder Gelenkbeschwerden bestehen. Längere Zeit andauernder Befall der Hände oder des Gesichts bringt bei Berufen mit viel Publikumsverkehr Probleme mit sich. Nicht zu empfehlen sind Tätigkeiten, die mit Unterbringung in Gemeinschaftsunterkünften oder längeren Dienstreisen verbunden sind, wenn notwendige Salbenbehandlungen nicht durchgeführt werden können. In Einzelfällen können auch gar nicht so extrem erscheinende mechanische Belastungen, wie Schreibmaschinenarbeiten oder Umgang mit Preßluftwerkzeugen, die Psoriasis verschlimmern. Das kann unter Umständen als berufsbedingte Erkrankung im Sinne der arbeitsbedingten Verschlechterung eines bestehenden Leidens anerkannt werden. Aber das sind Ausnahmen. Bei den etwa 95 Prozent an gewöhnlicher Schuppenflechte Erkrankten brauchen keine Einschränkungen gemacht zu werden. Es gibt sogar Kranke mit schwerer Psoriasis, die erfolgreich als Autoschlosser, Primaballerina, Dachdecker oder Spitzensportler tätig sind. Berufsberatung erfordert Finger-

Berufliche Einschränkungen sind die Ausnahme

spitzengefühl und muß zur individuellen Entscheidung von den Besonderheiten des Krankheitsfalles ausgehen. Es darf nicht übersehen werden, daß der zur Berufsberatung erscheinende Schüler sich eigentlich immer in einer psychologisch äußerst komplizierten Situation befindet. Was er braucht, sind Erfolgsaussichten, aber keine Listen von angeblich ungeeigneten Berufen. Er soll weiterhin ein normales Leben führen, Sport treiben, am Schwimmunterricht teilnehmen und zur Disko gehen wie die gesunden Altersgenossen. Als günstig hat es sich erwiesen, wenn die Mitschüler durch den Klassenlehrer über die Erkrankung aufgeklärt werden und an ihre Hilfe und Verständnis appelliert wird.

Normal leben

Die Berufsberatung kann nicht früh genug einsetzen. Wenn möglich, sollten Kinder nicht auf Berufe mit den o. g. Risiken orientiert werden. Tritt aber die Schuppenflechte erst auf, wenn der Berufswunsch schon sehr stark ausgeprägt ist oder die Ausbildung bereits erfolgt, so sollte dem Psoriasiskranken in Zusammenarbeit mit dem Arzt, dem Betrieb und der Familie bei der Überwindung von krankheitsbedingten Erschwernissen Hilfe gegeben werden. Selten ist Berufswechsel unumgänglich.

Rehabilitation

Rehabilitation (lat. re – wieder, habilitare – nützlich, passend oder geeignet machen) ist die Wiedereingliederung des Kranken in die gewohnte häusliche, familiäre und sonstige Situation. Nach der Überwindung der akuten Krankheitsphase soll Rehabilitation dazu befähigen, das Leben wieder selbständig und ohne sozialen Abstieg zu führen. Gerade bei langwierigen und sichtbaren Erkrankungen muß früh mit Rehabilitationsmaßnahmen begonnen werden. Die erste Stunde der Akutbehandlung soll auch die erste Stunde der Rehabilitation sein. Rehabilitation beginnt mit der Diagnosestellung. Der Betroffene muß wissen, was er und andere für die Gesundung tun können und daß die Schuppenflechte im guten wie im bösen unberechenbar ist. Die Chance, innerhalb eines Jahres einen Rückfall zu erleiden, beträgt 50 bis 70 Prozent. Das muß man einkalkulieren, auch hinsichtlich einer zusätzlichen Versicherung.

Rehabilitation beginnt mit der Diagnosestellung

Für Rehabilitation wird viel Geld ausgegeben. In den letzten Jahren waren es in der Bundesrepublik Deutschland ca. 20 Milliarden DM. Gegenwärtig wird heftig darüber gestritten, ob damit auch immer die richtigen Maßnahmen finanziert wurden. Wie dem auch sei, es gibt viele Möglichkeiten, die man kennen muß, um sie nutzen zu können. Das Spektrum reicht von psychosozialen Diensten über finanzielle Vergünstigungen bis zur Behandlung in einer Rehabilitationsklinik. Auch Kur und Urlaub gehören dazu (siehe Kapitel »Kur und Urlaub«, S. 108). Tauschen Sie sich mit Leidensgefährten aus. Das geht am besten im Wartezimmer des Arztes und in der Selbsthilfegruppe. Oft sind es eher subjektive Hindernisse, die wirksame Rehabilitation erschweren. Diese müssen im Einzelfalle durch geduldige Verhandlungen überwunden werden. Dringend erforderlich ist es, die Öffentlichkeit über die speziellen Probleme der Psoriati-

Viele Möglichkeiten

Information der Öffentlichkeit

ker zu informieren. Nur so kann allgemeines Unverständnis überwunden werden. Beispiele sind allen Betroffenen nur zu gut bekannt. Vom Arzt werden Sonnenbaden und Wassersport empfohlen. Es ist aber nicht einfach, das mit erkrankter Haut außerhalb des eigenen Gartenzauns zu praktizieren. Im Laufe der Zeit sind die Schilder verschwunden, auf denen Personen mit ekelerregenden Hautausschlägen der Zutritt zu Freibädern untersagt wurde. Trotz zunehmender – wenn auch längst nicht ausreichender – Aufklärung der Mitmenschen und gewachsener Toleranz gegenüber Kranken hat der Hautkranke beim Zusammenleben mit seiner Umwelt noch mit vielfältigen Problemen zu kämpfen. Er soll das tun, kann aber nicht verlangen, daß Nachbarn oder Arbeitskollegen von Anfang an allzuviel über die Schuppenflechte wissen.

Prominente Psoriatiker

Ich weiß, es wird einmal ein Wunder geschehn

Es gibt Melodien, Ohrwürmer, denen man sich nicht zu entziehen vermag. Auch dann nicht, wenn man mit den zugehörigen Texten so seine Schwierigkeiten hat. Immer wieder widmen die Medien Zarah Leander, der Schwedin mit der sonoren, wodka-, später whiskygeschwängerten Stimme, erstaunlich viel Aufmerksamkeit. Das liegt wohl einerseits an den nach wie vor verführerischen Melodien, die zumeist von Michael Jary komponiert worden waren und später auch von Udo Lindenberg, Nina Hagen, Erika Pluhar, Milwa, Romy Haag und André Heller gesungen wurden. Andererseits geht es in Presse und Fernsehen vor allem um Vergangenheitsbewältigung. Es hieß, Zarah Leander sei eine Diseuse von Goebbels Gnaden gewesen. Tatsächlich spricht vieles dafür, daß der Reichspropagandaminister die beliebte UFA-Schauspielerin auserkoren hatte, Hollywood-Stars wie Greta Garbo und Marlene Dietrich vergessen zu machen.

Zarah Leander sah das anders. Man habe sie zur politischen Idiotin ernannt, und das wisse sie zu schätzen. Für sie sei Politik ein schmutziges Geschäft, vielleicht ein notwendiges. Aber deshalb sei es ihr nicht weniger verhaßt. »Ich habe mein Leben der höchst fragwürdigen Aufgabe gewidmet, meine Mitmenschen zu amüsieren und zu rühren.« Und schließlich sei sie 1943 nach Schweden zurückgekehrt.

Die Tochter Michael Jarys schrieb ein Buch: »Ich weiß, es wird einmal ein Wunder gescheh'n. Die große Liebe der Zarah Leander«. Liest man dieses Buch, dann kann man sich gedrängt fühlen, die im Titel zitierte Durchhalteparole auf die gleichermaßen unerschöpfliche wie unerfüllte Liebe zu Michael Jary zu beziehen. Der Fairneß halber sei der gesamte Liedanfang zitiert: »Ich weiß, es wird einmal ein Wunder gescheh'n, und ich weiß, daß wir uns wiederseh'n.« War das sehr persönlich oder vordergründig wehrkrafterhaltend gemeint?

Apropos Durchhalteparolen. »Davon geht die Welt nicht unter, sieht man sie auch manchmal grau.« Das paßt eigentlich auch gut auf einen Menschen, der sich unverzagt mit einer hartnäckigen Erkrankung auseinandersetzt. Vor mehr als 20 Jahren hatte Professor Heinz-Egon Kleine-Natrop, Hautarzt in Dresden, erstmals und als bis dato einziger auf die Schuppenflechte der Zarah Leander hingewiesen. Den Kinogängern wie den zahlreichen Leander-Biographen blieb die Schuppenflechte ihres Idols verborgen. In den Memoiren der Diva kommt das Wort »Psoriasis« nur ein einziges Mal vor: »Da leide ich zeitweise an Psoriasis, einer zwar nicht lebensgefährdenden Krankheit, die aber einen ständigen Juckreiz hervorruft.« Sie dissimuliert, untertreibt. »Zeitweise« heißt bei Psoriasis »wiederkehrend«, und ständiger Juckreiz spricht für eine aktive Form der Erkrankung.

Auf einem Foto aus dem Jahre 1956 sind auf der Stirn mehrere solare Lentigines zu erkennen. Das sind bizarr begrenzte Pigmentflecken, wie sie bei Psoriasiskranken typischerweise als Folge übermäßiger UV-Therapie zu beobachten sind. Daneben bestehen zwei kreisrunde, leicht schuppige, auf dem ausnahmsweise nicht retouchierten Schwarzweißfoto dunkel gefärbte Stellen von etwa drei Zentimeter Durchmesser. Später litt Zarah Leander auch sehr unter Arthritis. Bekanntlich kann schwere Schuppenflechte auf Gelenke übergreifen (siehe Kapitel »Psoriasis arthropathica«, S. 24).

Psychologen bescheinigten Psoriasiskranken häufiger Aufgeschlossenheit, Gelassenheit und Selbstsicherheit als anderen chronisch Erkrankten. Die Extrovertiertheit, die bis hin zu narzißtischen und exhibitionistischen Tendenzen gehen kann, wurde als Überkompensation gedeutet (siehe Kapitel »Psychologische Gesichtspunkte«, S. 26). Trotz aller Misere jammert »der typische Psoriatiker« nicht über seine Unbill. Im Gegenteil, er bleibt aufgeschlossen für die schönen Seiten des Lebens. Probleme bewältigt er im Vorwärtsgang. Und das ist gut so. Auch im Fall Zarah Leander sollte man die Auswirkungen ihrer lebenslang bestehenden Schuppenflechte und die erfolgreiche Auseinandersetzung mit der Krankheit nicht unberücksichtigt lassen.

Die Schuppenflechte des Diktators

Zeitlebens war Jossif Wissarionowitsch Stalin von gesundheitlichen Problemen geplagt. Mit sieben Jahren erkrankte er schwer an den Windpocken, die in seinem Gesicht viele auffällige Narben hinterließen. Mit 10 Jahren wurde er von einem Pferdewagen überfahren. Sein linker Arm brach mehrfach, es entwickelte sich eine Osteomyelitis, als deren Folge der Arm verkürzt und verkrümmt zusammenwuchs.

1918 überstand er eine Blinddarmentzündung, und in den frühen zwanziger Jahren erkrankte er vermutlich an Tuberkulose. Außerdem wird über ein Gallenblasenleiden und psychiatrische Anomalitäten während des Erwachsenenalters berichtet. 1953 erlitt er einen Schlaganfall, den seine Tochter Swetlana und sein Nachfolger N. S. Chruschtschow dokumentierten. Es wird angenommen, daß Stalins Tod durch Vergiftung herbeigeführt wurde.

Im Jahre 1990 gab der langjährige sowjetische Gesundheitsminister B. Petrowski in der Zeitschrift »Ogonjok« ein Interview, in dem er aussagte, daß Stalin seit früher Jugend an Schuppenflechte litt. Stalins Sekretär und Dolmetscher von 1942 bis 1954, V. Bereskow, hatte »weißliche, hautartige Stücke an den Schultern und verfärbte Flecken an den Händen« beobachtet. Der Dichter Osip Mandelstam schrieb 1934 von den »feisten, wurmartigen Fingern des Kreml-Bewohners« (Psoriasis arthropathica? Siehe gleichnamiges Kapitel). Stalin reagierte äußerst wütend und ließ Mandelstam nach Sibirien verbannen, wo dieser starb.

Über die Behandlung der Schuppenflechte des jungen Stalins ist nichts bekannt. In den dreißiger Jahren wurde Stalin erstmals mit »Lysaten« behandelt. »Lysate« oder »Histolysate« sind Produkte aus verschiedenen Organen, die im sauren Milieu unter hohem Druck durch Einwirkung proteolytischer Enzyme entstehen. Es wurde behauptet, daß Lysate die Funktionen ihres Ursprungsorgans spezifisch stimulieren würden. So sollten z. B. Lysate aus Eierstöcken Hühner zum Legen von mehr Eiern veranlassen und Lysate aus Brustdrüsen die Milchproduktion von Kühen steigern. Es ist nicht bekannt, ob die zur Therapie benutzten Lysate von Tieren oder Menschen stammten.

Hergestellt wurden die Lysate im Institut des Allgemeinarztes Dr. I. N. Kasakow, der, nach den Worten eines seiner Mitarbeiter, »ein Quacksalber war, für den es unheilbare Krankheiten nicht gibt«. Kasakow hatte bereits den an Angina pectoris erkrankten Geheimdienstchef Menschinski sehr zu dessen Zufriedenheit mit Lysaten behandelt. Nach der Remission von Stalins Schuppenflechte wurde das Moskauer Staatliche Institut für Haut- und Geschlechtskrankheiten ohne jede Vorankündigung geschlossen und als Stoffwechsel-Institut an Kasakow übergeben. Nachdem Stalins Schuppenflechte wiedererblühte, schlugen mehrere neuerliche Behandlungsversuche mit Lysaten fehl. Kasakow fiel in Ungnade und geriet mit anderen russischen Prominentenärzten in den Strudel der »Großen Prozesse«. Damals stabilisierte Stalin seine Macht, indem er sich echter und vermeintlicher Feinde durch Schauprozesse entledigte. Wie die anderen angeklagten Ärzte wurde Kasakow unmittelbar nach dem Schuldspruch »wegen Mordes« hingerichtet.

Es drängt sich die Frage auf, ob Stalins ungeheuerliche Aktivitäten in einen Zusammenhang mit seiner Schuppenflechte gebracht werden dürfen. Wohl nicht. Aber das pockennarbige Gesicht und der verunstaltete Arm mögen negative psychische Auswirkungen gehabt haben, die sein paranoisches Verhalten gegenüber den Ärzten und seine Furcht vor der Medizin erklären könnten. Übrigens steht in den Krankenakten auch, daß Stalin 1,62 m groß war und kurze, krumme Beine hatte.

Schlußbemerkungen

Schuppenflechte ist eine lästige und hartnäckige Krankheit, deren letzte Ursachen nach wie vor im dunkeln liegen. Über die Vorgänge in der erkrankten Haut weiß man dagegen inzwischen recht gut Bescheid. Die Behandlungsmethoden wurden in den letzten Jahren wesentlich verbessert. Auch eine leichte Schuppenflechte ist eine komplizierte und vielgesichtige Krankheit. Kein Fall gleicht dem anderen. Dem muß die Behandlung Rechnung tragen. Deshalb kann es keine Universaltherapie geben. Auf jeden Patienten muß der Hautarzt sehr persönlich eingehen, und es muß ihm eine Fülle von Heilmethoden zur Verfügung stehen. Der Kranke hat großen Einfluß auf den Verlauf der Krankheit. Nur enge Zusammenarbeit von Arzt und Erkranktem erreicht das Bestmögliche. Das erfordert von beiden Seiten weit mehr als nur guten Willen. Kenntnisse und Erfahrungen sind gefragt. Dieses Buch wollte und will Ihnen dabei behilflich sein. Über Ihre Kritiken und Anregungen würde sich der Verfasser sehr freuen.

Erklärung der medizinischen Fachausdrücke

Antifibrinolytika	Die Auflösung von Blutgerinnseln hemmende Medikamente. Griech. anti – gegen, latein. fibra – die Faser, lysis – das Auflösen
Antigen	Eine Substanz, die die Entstehung eines Antikörpers (siehe dort) bewirkt. Griech. anti – gegen, gennan – erzeugen, bewirken, verursachen
Antikörper	Ein Eiweiß, das im Körper als Reaktion auf den Kontakt mit einem Antigen (siehe dort) produziert wird. Der Antikörper hat die spezielle Fähigkeit, mit dem ursächlichen Antigen zu reagieren. Griech. anti – gegen
Antioxydantien	Der Oxydation (in diesem Falle Zerstörung mittels Sauerstoff) entgegenwirkende Substanzen. Griech. anti – gegen, oxis – Säure, gennan – erzeugen, bewirken, verursachen
Allergie	Überempfindlichkeit
Antiphlogistika	Gegen Entzündung wirkende Medikamente. Griech. anti – gegen, phlogizein – verbrennen, entzünden
anulär	Ringförmig. Latein. anulus – das Ringlein
Arachidonsäure	Eine mehrfach ungesättigte Fettsäure. Griech. arachne – die Spinne
arthropathica	Mit Gelenkentzündung einhergehend. Griech. arthron – das Gelenk, pathos – leidend
Balneophototherapie	Behandlung mit natürlicher oder künstlicher Sole und ultravioletten Strahlen. Latein. balneus – zum Meere gehörig

Basalzellschicht	Die unterste Zellschicht der Oberhaut. Griech. basis – der Sockel, das Untergestell
Chloasma uterinum	Fleckige, hartnäckige Hautverfärbungen, vor allem im Gesicht, die meist während der Schwangerschaft unter Einwirkung von Sonnenschein oder künstlich erzeugtem ultraviolettem Licht entsteht. Griech. chloazein – grün bzw. verfärbt sein oder werden, latein. uterus – die Gebärmutter
Chrysarobin	Ein Naturprodukt schwankender Zusammensetzung, das dem Dithranol (siehe dort) sehr ähnelt
Dermatologie	Lehre von den Hautkrankheiten. Griech. derma – die Haut
Direktpigmentierung	Rasch einsetzende Bräunung, vor allem nach Bestrahlung mit UVA (siehe dort)
Dithranol	Wichtiger Wirkstoff, der seit 1916 zur äußerlichen Behandlung der Schuppenflechte benutzt wird
Ekzem	Die Juckflechte. Eine Hautkrankheit, die mit Entzündung, Rötung, Juckreiz und Bildung von Bläschen einhergeht. Griech. ex – heraus, zein – kochen
Enzym	In der lebenden Zelle gebildete Verbindung, die den Stoffwechsel steuert. Griech. en – im, zyme – der Sauerteig
Epidermis	Die Oberhaut. Griech. epi – oberhalb, derma – die Haut
Epikutantest	Läppchentest. Bei Verdacht auf allergisch bedingtes Ekzem (siehe dort) wird die verdächtige Substanz in für den Nichtallergiker unwirksamer Menge auf die Haut gebracht. Beim Allergiker entsteht an der Teststelle ein kleines Ekzem. Griech. – epi – an, auf, über, latein. cutis – die Haut

Erythem	Die Rötung der Haut infolge Überfüllung der kleinsten Blutgefäße (Kapillaren). Griech. erythros – rot
Erythrodermie	Die Rothäutigkeit, d. h. eine entzündliche Erkrankung, bei der die gesamte Haut betroffen ist. Griech. erythros – rot, derma – die Haut
Exanthem	Der Hautausschlag. Griech. ex – heraus, anthein – blühen
Exhibitionismus	Die Tendenz, Aufmerksamkeit erregen zu wollen durch Zurschaustellen eigener Talente, Geschicklichkeiten usw. Latein. exhibere – anbieten, präsentieren, darbieten
Extrovertiertheit	Begriff zur Kennzeichnung von Personen, bei denen folgende Charaktereigenschaften dominieren: soziale Aufgeschlossenheit, Mitteilungsbedürfnis, Risikobereitschaft, Optimismus, Schlagfertigkeit, Betriebsamkeit, Neigung zu Ungeduld und Aggression, herabgesetzter Gefühlskontrolle und eventuell Unzuverlässigkeit. Latein. extra – außen, außerhalb
HLA-Antigene	Spezielle Antigene (siehe dort), die u. a. als Anzeichen der Erblichkeit genutzt werden. Sie wurden zuerst an Leukozyten (siehe dort) entdeckt. Engl. human leucocytic antigens – menschliche Antigene der Leukozyten (siehe dort)
Ileosakralgelenke	Die beiden Gelenke zwischen Kreuz- und Darmbein. Latein. ileum – die Leiste oder Flanke, os sacrum – das Kreuzbein
Indikation	Heilanzeige für die Anwendung bestimmter Medikamente oder Heilmethoden. Latein. indicare – zeigen, hinweisen
Intertrigo	Der Hautwolf. Entzündung an Haut-Haut-Kontaktstellen, z. B. in der Leistenge-

	gend oder unter der weiblichen Brust. Latein. inter – zwischen, terere – reiben
invers	An falscher Stelle, entgegengesetzt. Latein. invertere – umdrehen, wenden
Kapillaren	Haargefäße. Sehr feine Blutgefäße für den Stoff- bzw. Gasaustausch
Korium	Die Lederhaut. Diese lederartig derbe Haut liegt unter der nur 0,1 mm dicken Oberhaut und enthält das Blutgefäß- und Nervensystem der Haut. Latein. corium – der Schuppenpanzer, das Panzerhemd
Kortikosteroide	Arzneistoffe (z. B. in Salben), die ähnlich wie das Hormon der Nebennierenrinde (Kortison) wirken. Vor allem vermögen sie die Entzündung zu unterdrücken. Latein. cortex – die Rinde
Kortison	Hormon der Nebennierenrinde. Es wirkt u. a. auch gegen Entzündung. Siehe auch Kortikosteroide. Latein. cortex – die Rinde
Kumulative Dosis	Gesamtdosis (/-menge) einer Bestrahlungsserie. Lat. cumulus – der Haufen)
Lepra	Der Aussatz. Eine schwere, ansteckende Krankheit, die früher oft mit Schuppenflechte verwechselt wurde. Griech. lepra – der Aussatz
Leukoderm	Umschriebene, fleckige Aufhellungen der Haut, z. B. nach Rückbildung der Schuppenflechte. Griech. leukos – weiß, derma – die Haut
Leukozyten	Die weißen Blutkörperchen. Griech. leukos – weiß, kytos – die Höhle
Lipoxygenase	Ein Enzym (siehe dort), das am Ab- und Umbau der mehrfach ungesättigten Fettsäuren aus der Zellwand beteiligt ist. Griech. lipos – das Fett, oxys – die Säure, gennan – erzeugen, bewirken, verursachen. Die Endung -ase weist auf ein Enzym

LTB_4	Abkürzung für Leukotrien B_4. Ein Entzündungswirkstoff, der aus mehrfach ungesättigten Fettsäuren unter der Einwirkung von Lipoxygenase (siehe dort) entsteht
Lupus erythematodes	Schmetterlingsflechte. Zum rheumatischen Formenkreis gehörige Krankheit, die durch UVB verschlimmert wird. Vor der Einführung wirksamer Behandlungsmethoden sah die Haut »wie vom Wolf angefressen« aus. Lat. lupus – der Wolf, griech. erythema – die Hautrötung
Lymphozyten	Blasse Zellen, die in lymphatischen Geweben (z. B. in Lymphknoten) gebildet werden. Sie können in Blut und Gewebe übergehen und sind ein Teil des Immunsystems. Ursprünglich von griech. nympholeptos – von Nymphen eingefangen
Makrophage	Eine zum Immunsystem gehörende Zelle, die das Antigen (siehe dort) aufnimmt, dessen Struktur erkennt und diese Information weitergibt, wodurch die Bildung von Antikörpern (siehe dort) eingeleitet wird. Griech. Makros – lang, groß, phagein – essen)
Medicus	Latein. medicus – der Arzt
8-Methoxypsoralen	Ein Photosensibilisator zur PUVA-Therapie (siehe dort), der auch in Pflanzen wie Petersilie vorkommt
Mikroabszeß	Mikroskopisch kleine Eiteransammlung in der Oberhaut. Griech. Mikros – klein, latein. abscedere – weggehen, vergehen
Nagelmatrix	Die Wachstumszone des Fuß- oder Fingernagels. Latein. matrix – die Gebärmutter, die Quelle, der Ursprung
Narzismus	Eigenliebe, übermäßiges Interesse an der eigenen Erscheinung, Bedeutung, Wohlergehen usw. In der griechischen Mytholo-

	gie ist Narkissos ein Jüngling, der sich in sein eigenes Spiegelbild verliebte
nummulär	Münzgroß oder münzförmig. Latein. nummulus – die Münze
Ölfleck	An Schuppenflechte erkrankte Haut unter einem Fuß- oder Fingernagel
Osteomyelitis	Durch Bakterien hervorgerufene, eitrige Entzündung des Knochenmarks. Griech. Osteon – der Knochen, myelon – das Mark, latein. -itis für Entzündung
paranoisch	Die Paranoia – bei besonderer Persönlichkeitsstruktur sich entwickelnder Zustand wahnhafter Überzeugungen, z. B. Liebes-, Eifersuchts- und Verfolgungswahn. Griech. para – daneben, vorbei, noein – denken
Photochemotherapie	Lichtbehandlung nach vorheriger Einnahme eines Photosensibilisators. Siehe auch unter »Phototherapie« und »Photosensibilisator«
Photosensibilisator	Eine Substanz, die bestimmte Lichtwirkungen verstärkt oder erst ermöglicht, z. B. 8-Methoxypsoralen (siehe dort). Griech. phos, photos – das Licht, latein. sentire – fühlen
Phototherapie	Die Lichtbehandlung. Griech. phos, photos – das Licht, therapeuein – heilen
Polyarthritis	Entzündung mehrerer Gelenke. Griech. poly – viel, arthron – das Gelenk, die latein. Endsilbe -itis bedeutet soviel wie entzündliche Erkrankung
Porphyrien	Gruppe von Erkrankungen mit Störungen im Stoffwechsel des roten Blutfarbstoffes (Hämoglobin), die mit verstärkter Lichtempfindlichkeit einhergehen. Einige Abbauprodukte des Hämoglobins wirken als Photosensibilisatoren (siehe dort) und sind purpurrot. Griech. porphyra – purpurrot

Proliferation	Die Zellvermehrung. Latein. prolis, proles – die Nachkommenschaft, ferre – gebären
Psoriasis	Die Schuppenflechte. Griech. psora – das Jucken. Die Nachsilbe -asis bedeutet soviel wie Krankheit. Gewöhnliche Psoriasis juckt aber nicht
Pustula	Die Pustel, der Eiterpickel. Latein. pustula – die Pustel
PUVA	Zusammengezogenes Wort aus P – Psoralen (gemeint ist 8 Methoxypsoralen, siehe dort) und UVA (siehe dort)
Quacksalber	Einer, der ohne Ausbildung vorgibt, über ärztliche Fertigkeiten zu verfügen. Von »quaken« und »Salbe«. Synonyme: Scharlatan, Kurpfuscher, auch Marktschreier
Rehabilitation	Wiedereingliederung des Kranken in Familie, Beruf und Umgebung. Latein. re – wieder, habilitare – passend, geeignet, angemessen werden
Remission	Das Freisein von Krankheitszeichen, ohne daß der zugrunde liegende Krankheitsprozeß ausgeschaltet ist. Latein. remissio – die Vergebung, der Erlaß
Rosazea	Kupferfinne, Rotfinne, Rotweinnase. Hautkrankheit, die vor allem die Nase und deren Umgebung erfaßt und bevorzugt im mittleren und späteren Lebensalter auftritt. Kann durch UV-Licht (siehe dort) verschlimmert werden
β-Rezeptorenblocker	Ein Medikament, das die Bindung eines Wirkstoffes an β-Rezeptoren von Zellen verhindert. Latein. receptor – der Empfänger
Streptokokken	Kettenbakterien, so benannt nach ihrer Anordnung im mikroskopischen Bild. Griech. streptos – gebogen, schnurartig gewunden, kokkos – Korn, Samen, Beere

Syndet	Waschaktive Substanz, künstliche Seife. Zusammenziehung von »synthetisch« und »Detergenz«. Griech. synthesis – die Zusammenfügung, latein. detergere – wegwischen, reinigen
Tachyphylaxie	Gewöhnung einer Krankheit an ein Medikament, d. h., die Wirksamkeit des Medikamentes läßt im Laufe der Zeit nach. Griech. tachys – schnell, flüchtig, phylaxis – schützen
T-Helferzellen	Spezielle Lymphozyten, die von der Thymusdrüse (T) gesteuert werden oder wurden und die Immunreaktion verstärken
T-Suppressorzellen	Spezielle Lymphozyten (siehe dort), die die Immunreaktion bremsen oder abstellen. Latein. suppressio – das Zurückhalten, die Unterdrückung
Urogenitalsystem	Die Harn- und Geschlechtsorgane. Griech. ouron – der Urin, latein. genitalis – zur Zeugung oder Geburt gehörig
UVA	Ultraviolettes Licht mit Wellenlängen von 320–400 nm. Wird zur PUVA-Therapie (siehe dort) benutzt
UVB	Ultraviolettes Licht mit Wellenlängen von 290–320 nm. Wird zur Behandlung der Schuppenflechte eingesetzt. Verursacht bei Überdosierung Sonnenbrand
UVC	Ultraviolettes Licht mit Wellenlängen unter 290 nm. Wird von der Ozonschicht zurückgehalten, kann auf der Erde künstlich erzeugt werden (Höhensonne, Entkeimungslampe, Schweißbrenner)
UV-Licht	Ultraviolettes Licht, d. h. die Strahlung jenseits des violetten Lichtes. Latein. ultra – hinter, jenseits
Vitiligo	Weißfleckenkrankheit. Latein. vitiligo – die Flechte

Xeroderma pigmentosum	Sehr seltene, erblich bedingte Krankheit mit Neigung zur Entstehung vieler Haut- u. a. Krebse. Griech. xeros – trocken, latein. derma – die Haut, pingere – anstreichen
Zellzyklus	Der Lebenskreis einer Zelle von der Entstehung durch Zellteilung bis zum Zelltod. Griech. kyklos – der Kreis
Zyklooxygenase	Ein Enzym (siehe dort), das am Ab- und Umbau der mehrfach ungesättigten Fettsäuren der Zellwand beteiligt ist. Gegenspieler der Lipoxygenase (siehe dort). Griech. kyklos – der Kreis, die Endung -ase weist auf ein Enzym
Zytostatika	Die Zellteilung hemmende Medikamente. Griech. kytos – die Höhle (gemeint ist die Zelle), statikos – einen Stillstand verursachen

Sachwörterverzeichnis